新形态一体化系列教材

U0318302

护理学导论

主 编 冯 利 龙 建 李海洋 胡亚静

长江出版传媒 湖北科学技术出版社

图书在版编目（CIP）数据

护理学导论 / 冯利等主编. — 武汉：湖北科学技术出版社, 2023.3

新形态一体化系列教材

ISBN 978-7-5352-7218-8

Ⅰ.①护… Ⅱ.①冯… Ⅲ.①护理学—教材 Ⅳ.①R47

中国版本图书馆CIP数据核字(2022)第171756号

责任编辑：兰季平 　　　　　　　　　　　　　　封面设计：曾雅明

出版发行：湖北科学技术出版社 　　　　　　　　电话：027-87679440

地　　　址：武汉市雄楚大街268号 　　　　　　　邮编：430070

（湖北出版文化城B座13-14层）

网　　　址：http://www.hbstp.com.cn

印　　　刷：廊坊市广阳区九洲印刷厂 　　　　　　邮编：065005

开　本：787×1092 　　　　1/16 　　　　13.5印张 　　　330千字

2023年3月第1版 　　　　　　　　　　　　　　2023年3月第1次印刷

定价：48.00元

《护理学导论》
编委会

主 编

冯 利 龙 建 李海洋 胡亚静

副主编

苏伟英 钟 瑶 申 鑫 陶 丹
袁 琴 严芳梅 郑 麟 毛作榕

编 委

（按姓氏笔画排列）

毛作榕 （贵州城市职业学院）

龙 建 （贵州城市职业学院）

申 鑫 （荆门职业学院）

冯 利 （长江职业学院）

严芳梅 （中国人民解放军中部战区总医院）

苏伟英 （长江职业学院）

李海洋 （中南大学湘雅二医院）

林淡芸 （广州华商职业学院）

郑 麟 （德阳科贸职业学院）

胡亚静 （河北科技学院）

钟 瑶 （荆门职业学院）

袁 琴 （湖北省中医院）

唐婉毓 （重庆青年职院）

陶 丹 （荆门职业学院）

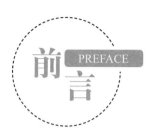

前言 PREFACE

为深入贯彻《习近平新时代中国特色社会主义思想进课程教材指南》《关于加快医学教育创新发展的指导意见》等重要文件精神，促进护理教育发展，使护理类教材更适合学生，本书编委会按照行业要求和社会用人需求，紧扣人才培养目标，遵循教育教学规律，在保证"三基"（基础理论、基本知识和基本技能）基础上，编写了本书。

"护理学导论"是护理专业的基础课程。通过本课程的学习可以全面提高学生的基本专业素质，并为培养学生独立思考和评判性、创造性思维能力奠定良好的基础。本书吸收了国内外优秀教材的精华，将基本知识、关键技术与社会实践相结合，理论内容以实用、够用为度，将最新的理论和成果编入其中，具有"新、特、精、实"的特点，有较强的可读性和实用性。全书共10章，内容包括绪论、护理学的基本概念、护理学的相关理论、护理模式、评判性思维与临床护理决策、护理程序、健康教育、文化与护理、护理安全与护理职业防护、护理与法律。为方便学生对护理理论的学习和理解，每章增加了案例导学、本章小结和思考题，使护理理论与实践结合，增强学生分析和解决问题的能力。

本书主要供护理专业学生使用，也可作为护理学导论教师的参考用书。

本书凝聚了所有编者的智慧和多年临床及教学经验，同时得到各位编者及其所在单位的大力支持，在此表示衷心的感谢。虽然在编写过程中投入了大量的时间和精力，但编者水平有限，书中难免有不足之处，恳请广大师生、读者及护理界同人不吝赐教，以便我们进一步修订和完善。

冯 利

2022 年 10 月 22 日

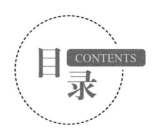

目 录 CONTENTS

第一章

绪论

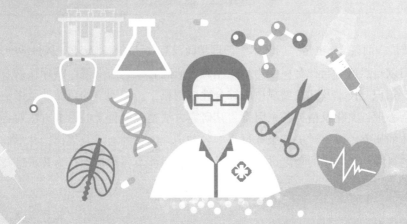

学习目的

学习本章后，能阐述护理学的发展史及南丁格尔对护理学发展的贡献；能对未来国内外护理学的发展有一定的了解；理解专业护士的素质要求。

学习要点

1. 掌握护理学的发展历史。
2. 熟悉现代护理学发展的3个阶段及护理特点。
3. 熟悉南丁格尔对护理学发展的贡献。
4. 理解护士的素质要求。
5. 了解护理专业发展趋势及护士角色演变趋势。

案例导学

张某，女，正在读某护士学校，其家人对护理专业认识不足，觉得护士工作就是伺候人，没有发展前途，以致张某内心有些郁闷。

请问：

1. 护理学是如何发展形成的？
2. 护理专业未来的发展趋势如何？
3. 护士有哪些素质要求？

护理学既是一门科学，也是一门艺术。护理学尚没有公认的标准定义，从科学的角度分析，护理学是一门以自然科学与社会科学为理论基础，研究有关预防保健、治疗疾病及康复过程中护理理论、知识、技术及其发展规律的综合性应用科学。护理学的范畴涉及影响人类健康的生物、社会心理、文化及精神各个因素，其研究方法是应用科学的思维方法对各种护理学现象进行整体的研究，以探讨护理服务过程中各种护理现象的本质及规律，并形成具有客观性及逻辑性的科学。从艺术的角度讲，护理学也是一门涉及各种护理行为及护理技术的应用艺术。

第一节　护理学的形成

地球上自从有了人类，就有了生、老、病、死。人类为了解除或减轻自身疾病及痛苦，便开始有了护理。护理学就是在人类祖先自我防护本能的基础上，通过长期的抗病害和劳动实践逐渐发展起来的。其发展经历了从简单的清洁卫生护理到以疾病为中心的护理，再到以患者为中心直至以人的健康为中心的护理。随着社会的不断发展、科学技术的日新月异，人们对健康及护理的要求越来越高。护理学不断地向深度和广度发展，成为一门独立的学科，具有很强的科学性、社会性及服务性。

护士了解护理学的发展过程，有助于提高对护理本质的认识和理解，更好地满足社会需求，提高服务水平。

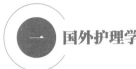

一 国外护理学的形成

（一）人类早期的护理

自从有人类就有了护理活动。在古代，人类在狩猎、械斗以及与自然灾害抗争的活动中逐渐积累了丰富的生产和生活经验，随之产生了相关的医疗护理实践和理论，但当时的医疗和护理尚无区分。由于科学的落后，医、药、护理活动长时期与宗教、迷信活动联系在一起，人们把疾病看成是神鬼等超自然的力量所致。因此，多通过巫医、符咒、祈祷等方式治疗疾病。随着人类文明的发展，人们开始尝试应用草药、砭石、调整饮食、运动、清洁卫生等方法治疗伤痛和疾病。如用清洁水清洗伤口，注意个人卫生，保持屋内通风等。公元前460年，医学之父希波克拉底提出仔细观察患者，注重发热、肾病患者的饮食护理等，强调了护理对疾病康复的重要性。公元初年，基督教兴起后，开始了教会对医护1 000多年的影响。教徒们宣扬"博爱""牺牲"等思想，还开展医病、济贫等慈善事业，并建立了医院。

早期文明时期，为患者提供的护理主要是身体的安抚，护理的形式主要是自我保护式、互助式、经验式和家庭式。

（二）中世纪的护理

中世纪（476—1453）是宗教神学统治一切的时期。此期护理的发展受到来自宗教和战争两方面的影响。

中世纪的欧洲，教会权力争夺，战争频发，由此带来的伤病员增多，疾病，如伤寒、麻风、丹毒等疫病大肆流行，欧洲各国建立了数以百计的大小医院，这些医院条件很差，管理混乱，担任护理工作的主要是修女。作为最古老的护理职能之一的护士助产，在中世纪兴盛起来。

中世纪后期基督教与伊斯兰教之间为了争夺耶路撒冷发动了十字军东征，这场战争长达200年之久。长期征战，导致许多士兵受到伤病困扰，刺激了欧洲救护运动的开展，许多基督教徒组织了十字军救护团，男团员负责运送伤病员和难民，女团员负责在医院里护理患者，护理人员的人数大量增加。此期护理开始从自助式、互助式、家庭式走向社会化、组织化的服务。

（三）文艺复兴时期的护理

文艺复兴时期（1400—1600），西方国家称之为科学新发现时代。文艺复兴、宗教改革及

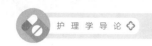

工业革命的影响，使文学、艺术、科学包括医学等领域有了很大的发展和进步，出现了一批医学科学家。从此，近代医学开始走向科学化和专业化的道路，并逐渐演变成了一门独立的专业。而护理工作仍然停留在中世纪的状态。宗教改革运动，使社会结构发生变化，妇女地位下降，大量修道院关闭，修女不再从事医院护理工作，一些社会底层的妇女进入护理队伍，导致护理质量下降，护理的地位也随之降低，护理从此进入历史上长达 200 年的黑暗时期，即护理发展的停顿时期。

直到 1576 年，法国的天主教神父圣·文森保罗在巴黎成立慈善姊妹会，其成员不一定是教会的神职人员。这些成员经过一定培训后，深入群众，为病弱者提供护理服务，深受人们的欢迎，也使护理逐渐摆脱教会的束缚，成为一种独立的职业。

（四）近代护理学

1.近代护理的诞生

19 世纪后期，由于科学的不断发展及医学的进步，医院数量不断增加。加上天花的大流行及英国殖民地内的战争，社会对护理的需求不断增加。在此背景下，欧洲相继开设了一些护士训练班，护理的质量及地位有了一定的提高，护理的内涵也有了一定的科学性。1836 年，德国牧师西奥多·弗里德尔在斯瓦茨招收身体健康、品德优良的教会女执事进行护理训练，被视为世界上第一个较为正规的护士训练班。但现代护理学的发展主要从南丁格尔时代开始。

19 世纪中叶，弗洛伦斯·南丁格尔（Florence Nightingale）首创了科学的护理专业，使护理学逐步走上了科学的发展轨道及正规的教育渠道。国际上称这个时期为南丁格尔时期，这是护理学发展的一个重要转折点，也是现代护理学的开始。

南丁格尔，1820 年 5 月 12 日出生于意大利的佛罗伦萨，其家庭为当时英国的名门望族。她从小受到了良好的教育，精通英、法、德、意大利、希腊及拉丁语，并擅长数理统计。她在上流社会非常活跃，但她认为自己的生活应该更有意义。她曾在 1837 年的日记中写道：我听到了上帝在召唤我为人类服务。

当时在英国从事护理工作的除了修女之外，就是一些为了生计的贫困妇女。因此，社会上有一种鄙视护士的现象。南丁格尔不顾家庭的阻挠和社会舆论的压力，毅然决定去做护士。她曾经到法国、德国、希腊等地考察这些国家的护理状况，充实自己的阅历，坚定了立志于护理事业的决心。她自学有关护理知识，积极参加一些医学社团关于社会福利、儿童教育及医院设施改善等问题的讨论。

1850 年，她只身去德国的凯撒斯韦特参加一个护士训练班，并深入调查英国、法国、德国护理工作中存在的严重问题。

1853 年，她又去法国学习护理组织工作。回国后，她被任命为英国伦敦妇女医院的院长。但当时的护理以家务劳动及生活护理为主。南丁格尔强调新鲜的空气，舒适、安静的环境对患者恢复的重要性。

1853—1856 年，英、法等国与俄国爆发了克里米亚战争，英军的医疗设备及条件非常落后，当时在战场上浴血奋战的英国士兵由于得不到合理的救护而大批死亡，伤员的死亡率高达42%。这种状况被新闻媒体披露后，引起了英国政府的极大震动及舆论的哗然。此时，南丁格尔带领38名护士，凭着对护理事业执着的追求及抱负，克服重重困难，奔赴前线护理伤病员。

南丁格尔在前线医院充分显示了自己各方面的才能。她用自己募捐的3万英镑为医院添置药物及医疗设备，改善了战地医院的条件，并改变了医院的组织结构。同时，设法改善伤病员的伙食，千方百计创造让士兵恢复的最好环境，并消毒物品，为伤病员清洗伤口，建立护理巡视制度，夜以继日地工作以解除伤病员的身心痛苦。她也非常注重伤病员的心理照护，亲自帮助他们写家书，倾听他们的疾苦，促进了伤病员身心的康复，被士兵尊称为"提灯女神（*The Lady of Lamp*）"。在护士们的共同努力下，伤病员的病死率由42%下降到了2.2%。她们的行为及奇迹般的工作效果，被英国媒体报道后，不仅震惊了英国社会各阶层，还改变了人们对护理的看法。英国政府及皇室授予她勋章、奖品及奖金以表彰她的贡献。经过克里米亚战争的护理实践，南丁格尔更加坚信护理是一门科学。

2.南丁格尔对护理发展的贡献

（1）为护理向正规的科学化方向发展提供了基础。南丁格尔提出的护理理念为现代护理的发展奠定了基础，她认为护理是一门艺术，有其组织性、务实性及科学性。她也确定了护理学的概念和护士的任务，提出了公共卫生的护理思想，重视患者的生理及心理护理，并发展了自己独特的护理环境学说。同时，由于她的努力，使护理逐渐摆脱了教会的控制和管理，成为一种独立的职业。

（2）著书立说。南丁格尔在1858年及1859年分别写了《医院札记》及《护理札记》。在《医院札记》中，她阐述了自己对改革医院管理及建筑方面的构思、意见及建议。在《护理札记》中，她以随笔的方式阐明了自己的护理思想及对护理的建议，如环境、个人卫生、饮食对患者的影响等多方面的阐述。这两本书多年来被各国护士视为必读的经典护理著作。同时，她先后发表了100多篇护理论文，答复了上千封各地的读者来信。

（3）创办护士学校。南丁格尔坚信护理工作是一门正规的职业，必须由接受过正规训练的护士担任。1860年，南丁格尔用英国政府在克里米亚战争后给自己的奖金，加上随后的募捐，在英国伦敦的圣多马医院（St. Thomas）开办了全世界第一所护士学校，命名为"南丁格尔护士训练学校"。学校的办学宗旨是将护理作为一门科学的专业，采用了新的教育体制及方法来培养护士。其办学模式、课程设置及组织管理模式为欧亚大陆许多护士学校的建立奠定了基础，促进了护理教育的迅速发展。

（4）创立了一整套护理制度。这套制度首先提出护理要采用系统化的管理方式，强调在设立医院时必须先确定相应的政策，使护理人员担负起护理患者的责任，并要适当授权，以充分发挥每位护理人员的潜能，要求护理人员必须受过专门的培训。在护理组织的设立上，要求每个医院必须设立护理部，并由护理部主任来管理护理工作。同时，也制定了医院设备及环境方面的管理要求，提高了护理工作效率及护理质量。

（5）其他方面。南丁格尔还强调护理伦理及人道主义护理观念，要求平等对待每位患者，不分信仰、种族、贫富，给患者平等的护理。同时，要注重护理人员的训练及资历要求等。

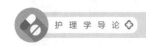

知识链接

南丁格尔奖章

南丁格尔献身护理事业，终身未嫁，1910年8月13日逝世，享年90岁。为了表彰南丁格尔对护理事业的贡献，国际护士会将南丁格尔的诞生之日即5月12日定为国际护士节，并成立了南丁格尔国际护士基金会。

南丁格尔奖章是红十字国际委员会设立的国际护理界最高荣誉奖。这是以护理专业鼻祖南丁格尔命名的奖项，为表彰献身护理事业和为护理学方面做出卓越贡献的世界各国优秀的护理工作者所设。该奖每2年颁发1次，每次最多颁发50枚奖章。按照章程规定，获奖名单公布后，须在当年举行隆重授奖仪式，由国家领导人或该国红十字会会长亲自颁发奖章，并广泛进行宣传，以激励广大护理人员。

（五）现代护理的发展

自圣托马斯医院护士学校建立后，欧美各国南丁格尔式护士学校纷纷建立，受过训练的护士大批增加，护理专业化进程加快。20世纪护理学进入了迅速发展时期，可概括为以下4个方面。

1.建立完善的护理教育体制

自1860年后，欧美许多国家的南丁格尔式的护士学校如雨后春笋般地出现。如在美国，1901年约翰霍普金斯大学开设了专门的护理课程。1924年耶鲁大学首先成立护理学院，学生毕业后取得护理学士学位，并于1929年开设护理硕士学位课程。1964年加州大学旧金山分校开设了第一个护理博士学位课程。1965年美国护士协会提出凡是专业护士都应该有学士学位。期间，世界其他国家及地区也创建了许多护士学校及护理学院，使护理教育形成了多层次的、完善的教育体系。

2.护理向专业化方向发展

由于护理教育的不断完善，受过高等专业教育的护理人员对护理理论的研究及探讨不断地深入，对护理科研的重视及投入不断增加，各种护理专业团体逐步形成。护理作为一门为人类健康事业服务的专业，得到了进一步的发展及提高。

3.护理管理体制的建立

从南丁格尔以后，世界各国都相继应用南丁格尔的护理管理模式，并将管理学的原理及技巧应用到护理管理中，强调了护理管理中的人性化管理，并指出护理管理的核心是质量管理。同时，护理管理要求更加具体及严格，如美国护理协会对护理管理者有具体的资格及角色要求。

4.临床护理分科

从1841年开始，特别是二战结束以后，随着科技的发展及现代治疗手段的进一步提高，西方护理专科化的趋势越来越明显，要求也越来越高，如在美国除了传统的内、外、妇、儿、急症等分科外，还出现了重症监护、职业病、社区及家庭等不同分科的护理。

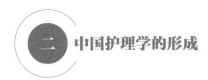

二 中国护理学的形成

（一）中国古代护理的产生及发展

作为四大文明古国之一，中国的医药学为人类的医药发展做出了很大的贡献。我国传统医学虽然一直保持着医、药、护不分的状态，但有关护理理论和技术的记载却甚为丰富。如《黄帝内经》中提到疾病与饮食调节，心理因素、环境和气候改变的关系，并谈到了要"扶正祛邪""圣人不治已病治未病"等观点。唐代名医孙思邈《备急千金要方》中提出了凡衣服、巾、枕、镜等不与别人通用的预防观点，并创造了以葱叶去尖，插入尿道的导尿疗法。明清时期瘟疫流行之际，胡正心提出了用蒸汽消毒法处理传染病患者的衣物，但当时的这些医学观点都没有将护理单独提出。

（二）中国近代护理的发展（1840—1949）

1.西方护理的传入及影响（1840—1919）

鸦片战争后，西方护理、医学和宗教随着各国军队进入中国。1887年，第一位来华的美国教会护士麦克奇尼在上海市西门妇孺医院推行了"南丁格尔护理制度"。1888年，约翰逊女士在福州市开办了第一所护士学校。1900年以后，中国各大城市建立了许多教会医院并开办护士学校培训护士。当时的护理带有浓厚的西方色彩。

2.中国近代护理（1920—1949）

1920年，中国协和医学院建立了协和高等护士专科学校，是中国第一所具有本科水平的护士学校。该校招收高中毕业生，学制3～4年，在燕京大学、金陵女子文理学院、东吴大学、岭南大学、齐鲁大学等五所大学设有预科，学生毕业后发给"护士"文凭。1920—1953年，协和高等护理专科学校为国家培养了一批高水平护理师资和护理人才。

1931年底在江西汀州开办了中央红色护士学校。

1932年，中央护士学校在南京市成立，学制3～4年，是中国第一所正规的公立护士学校。1934年12月，国民政府教育部成立中央护士教育委员会，将护士教育定为高级护士职业教育。该委员会制定了护理教育课程设置标准、教材大纲等标准，并要求全国护士学校向教育部办理相关的登记手续。

1936年，卫生部开始管理护士注册事宜。要求护理学校的学生毕业后参加护士会考，会考及格者发给证书，然后经注册后领取护士证书。

战争时期在中国共产党领导下，革命根据地护理工作经历了土地革命、全民抗日、解放战争的淬炼，在为战地军民提供护理服务过程中不断发展壮大。1941年在延安成立了中华护士学会延安分会，沈元晖任首届理事长。成千上万的优秀护理工作者奔赴前线，救治伤病员，业绩惊人。1941年和1942年，毛泽东同志两次亲笔题词"护士工作有很大的政治重要性"和"尊重护士，爱护护士"。至1949年全国共建立护士学校183所，有护士32 800人。

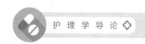
（三）中国现代护理（1949 年至今）

中华人民共和国成立后，随着卫生事业的发展，我国护理工作进入了一个新的发展时期，特别是党的十一届三中全会以后，改革开放政策进一步推动了护理事业的迅速发展，主要表现在以下 4 个方面。

1.护理教育

护理教育体制逐步完善，1950 年，卫生部召开第一届全国卫生工作会议。大会对护理专业的发展作了统一规划，将护理专业列为中专教育，学制 3 年，并由卫生部制定全国统一的教学计划，编写统一的教材。"文化大革命"期间，大部分护校停止招生，校址被占用，教师被解散。1976 年，我国护理行业进入了恢复、整顿、加强和发展的阶段。1979 年 7 月，卫生部发出《关于加强护理工作的意见》和《关于加强护理教育工作的意见》，对护理和护理教育工作的复兴产生了巨大的推动和指导作用。

1983 年，天津医学院率先在国内恢复了 5 年制护理本科专业，毕业生获学士学位。1984 年 1 月，教育部和卫生部联合在天津召开了高等护理专业教育座谈会，这次会议不仅是对高等护理教育的促进，也是我国护理学科发展的转折点。1984 年，教育部批准首批 10 所高校招收护理本科生，学制 5 年，授医学学士学位。

1992—1993 年北京医科大学、第二军医大学护理系相继被批准为护理硕士学位授权点。1997 年 5 月，中华护理学会在无锡召开了继续护理学教育座谈会，制定了继续护理学教育的法规，使继续护理学教育也开始走向制度化、规范化。2003 年，第二军医大学护理学系以独立二级学科被批准为护理学博士学位授权点，2004 年开始，第二军医大学、中南大学、中山大学等院校相继开始招收护理学博士生。至此，我国内地护理教育层次基本完善。

2.护理管理

1950 年，各医院开始实行科主任负责制，曾一度取消了护理部，使护理质量下降，1960 年又恢复护理部对医院护理工作的管理。后又再次取消了护理部，取消了医护分工，提倡"医护一条龙"等错误做法，使护理质量下降，护理管理水平下降。

从 1979 年开始，卫生部加强了对护理工作的管理。1986 年卫生部召开了全国首届护理工作会议，会后公布了《关于加强护理工作领导，理顺管理体制的意见》，其中对各级医院护理部的设置作了具体而明确的规定。各级医院健全及完善了护理管理体制，由护理部负责护士的培训、调动、任免、考核、晋升及奖励等，提高了护理人员的素质，保障了护理质量。

1993 年 3 月卫生部公布了《中华人民共和国护理管理办法》，该办法的实施使中国有了完善的护士注册及考试制度。1995 年 6 月 25 日全国开始了首次护士执业考试，考试合格者发给执业证书方可申请注册，此后一直延续，使中国的护理管理逐步走上了标准化、法治化的管理轨道。2008 年 1 月 23 日国务院公布了《护士条例》，自 2008 年 5 月 12 日起施行。

3.临床护理工作

自 1950 年以来，我国临床护理工作一直受传统医学模式的影响，实行的是以疾病为中心的护理服务。护理人员主要在医院从事护理工作，医护分工明确，护士为医生的助手，处于从属的地位。临床护理规范以疾病的诊断及治疗为中心而制定。1979 年以后，特别是进入新世纪以后，由于加强了国内外的学术交流，加上医学模式的转变，护理人员积极探讨以人的健康

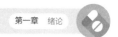

为中心的整体护理。同时，护理的范围也不断扩大，护理人员开始在社区及其他卫生机构逐步开展预防保健及其他护理服务。

2010 年 2 月 15 日，卫生部发布了《2010 年"优质护理服务示范工程"活动方案》的通知。其目的是贯彻落实 2010 年全国卫生工作会议精神及深化医药卫生体制改革各项重点任务，加强医院临床护理工作，落实基础护理，为公众提供安全、优质、满意的护理服务。活动的范围是全国各级各类医院，重点是公立医院，主题是"夯实基础护理，提供满意服务"。

4.国内外学术交流及其他方面

随着护理教育的发展，越来越多接受了高等护理教育的护士进入临床、教育和管理岗位，推动了护理科学研究的发展。护理科学研究在研究范围和内容方面都表现出了广域、前瞻、综合的特点，在研究方法上也呈现多样化和跨学科的特点。1992 年中华护理学会第 21 届理事会设立了护理科技进步奖，每 2 年评选 1 次，2009 年被科技部批准为"中华护理学会科技奖"。随着护理科学研究水平的提高，护士撰写论文的数量和质量也显著提升，并间接地推动了护理杂志逐年增多。从改革开放到 2011 年，全国护理杂志由《中华护理杂志》1 种增加到近 30 种。护理科研工作已在院校教育、临床实践中广泛开展，对护理学科理论体系的完善以及临床护理质量的提高起到了很大的推动作用。

随着护理科研活动的增加，国内和国际的护理学术交流活动也日趋活跃。中华护理学会及各地医学院校与美国、英国、加拿大、澳大利亚、德国、日本及东南亚一些国家都建立了学术联系，采取互访交流、互派讲学、培训师资、联合培训等方式与国际护理界进行沟通，开阔了眼界，增长了知识，学到了先进的国外护理经验，利用外资、外智，为发展中国护理学科服务。

第二节　护理学概述

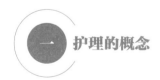

一　护理的概念

"护理"（nursing）一词来源于拉丁文 nutricius，原意为哺育小儿，它包含保护、养育、供给营养、照顾等。因为从原始时期开始护理儿童的工作多由母亲或其他妇女担任，这种照顾方式以后扩展到对老人及患者的照顾。

护理的概念及定义随着社会需求及环境的变化，以及护理专业的不断发展与完善而演变。在过去 100 多年的时间内，护理的概念经过了以下 3 个阶段的历史演变过程。

（一）以疾病为中心阶段（19 世纪 60 年代—20 世纪 40 年代）

20 世纪前半叶，随着科学技术的进步，医学研究从宏观步入微观，解剖学、生理学、微生物学等生物科学体系的建立，生物医学模式的形成，人们认为疾病都是生物学方面的影响所

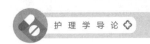
致，把疾病和健康划分为对立的两极，发展了以疾病为中心的医学指导思想。在这种模式指导下，护理工作的性质是从属于医疗，围绕疾病展开。护士是医生的助手，协助医生完成患者的诊断和治疗工作。护理工作的主要内容是观察病情、执行医嘱和护理技术操作。在长期的护理实践中形成了各科疾病护理常规和护理技术操作规范。护理教育的办学机构开始由医院转向院校。

（二）以患者为中心阶段（20世纪40年代—20世纪70年代）

20世纪中叶，社会科学和系统科学的发展，促使人们重新认识人类健康与生理、心理、环境的关系。美国护理界展开了对新的护理定义的讨论。1948年以"如何开展护理教育及护理活动对社会最有益"为题，发表了布朗（Brown）的书面报告。这一报告是护理学的一个重要转折点。报告中对护理如何适应人的健康要求提出了许多建议，并在原有的护理定义中加入了健康人也是护理对象的新概念，指出在护理教育中应该增加一些人文及心理课程以进一步增强护士对人的全面理解及护理。

此阶段的主要护理特点为吸收了其他学科的相关理论，逐步形成了护理学的知识体系以作为专业的理论基础，应用科学的护理工作方法即护理程序对患者实施整体护理。但仍然以住院患者为护理的主要对象，护士的主要工作场所仍然是医院。

（三）以人的健康为中心阶段（20世纪70年代至今）

进入20世纪70年代后，随着社会的发展、科学技术的进步、人们物质生活水平的提高，人类疾病发生了显著变化，与人的行为方式和生活方式密切相关的心脑血管疾病、恶性肿瘤、意外伤害等取代了传染性疾病，成为威胁人类健康的主要问题。另一方面，随着人们对健康和疾病关系认识的加深，对健康保健的需求日益增加。1977年美国罗切斯特大学的恩格尔（G.L. Engel）教授提出新的医学模式被称为生物—心理—社会医学模式。这种新的医学模式的转变带动了护理模式的转变，要求护士在为人提供护理时应将服务对象看成一个具有生理及社会心理需要的整体，而不是只重视服务对象的生理或病理反应的局部。同时，1977年，世界卫生组织（WHO）提出"2000年人人享有卫生保健"的目标，对护理工作的发展产生了巨大的推动作用，护理的定义也发生了重大的变化。这一切都推动了护士走出医院，走向家庭、社区、社会，面对所有有健康保健需求的个体和群体。

此阶段的主要特点是护理学已经发展成为一门为人类健康服务的、独立的应用学科。护理的服务对象为所有年龄段健康的人及患病的人，服务场所从医院扩展到社区、家庭及各种机构，并以护理理论指导护理实践。

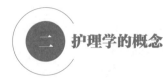

护理学的概念

在世界范围内，目前对护理学的概念尚没有公认的标准定义。对护理学的学科性质尚处于争议阶段，对护理学究竟是科学、艺术，还是两者的结合，是应用学科还是基础学科尚有诸多的讨论。随着护理学的不断发展及完善，护理学的概念将会得到进一步的发展及扩展，并最终会形成适合学科发展的标准定义。

所谓学科是一个专业知识体系的有机组合。而一门学科的定义，首先要明确该学科的研究对象及内容，才能确定其学科性质。从此认识出发，国内外许多学者认为护理学是一门独立学科，有其专业本身的知识体系及理论框架，具有独特性及科学性。

国际护士会（International Council of Nurse，ICN）认为：护理学是帮助健康的人或患病的人保持或恢复健康，预防疾病或平静地死亡。美国护士协会（American Nursing Association，ANA）将护理学定义为：护理学通过判断和处理人类对已经存在或潜在的健康问题的反映，并为个人、家庭、社区或人群代言的方式，达到保护、促进及最大程度提高人的健康，预防疾病、损伤，减轻痛苦的目的。而美国学者怀森（Watson）认为护理学是一门专业性的关怀科学。

我国学者周培源 1981 年对护理学定义为：护理学是一门独立的学科，与医疗有密切的关系，相辅相成，相得益彰。我国著名的护理专家林菊英认为：护理学是一门新兴的独立科学，护理理论逐渐形成体系，有其独立的学说及理论，有明确的为人民健康服务的思想。

综上所述，护理学是健康学科中一门独立的应用性学科，以自然科学及社会科学为基础，研究如何提高及维护人类身心健康的护理理论、知识及发展规律。

三 护理学的知识体系

护理学作为一门独立的学科，经过 100 多年的发展已逐渐形成了相对稳定的知识体系，除了护理学的专业知识外，还吸收其他学科如医学、社会学、心理学等方面的知识构成自己的专业知识体系。但不同的学者对护理学的知识体系有不同的认识。

（一）西方对护理学知识体系的认识

西方护理界从 20 世纪末到 21 世纪初，对护理学的知识体系组成进行了许多有益的探讨，其中最为护理学术界推崇的是美国学者卡渤，她认为护理的对象是人，护理学的概念及知识应该包括 5 个方面。

1.伦理学知识

伦理学知识，即护理学的职业道德及伦理的规律性知识。通过在护理过程中对有关的职业道德伦理方面问题的澄清、价值观念的建立、代言性的护理活动等方法来获取护理伦理方面的知识。护理伦理学的知识一般以伦理法典、伦理原则、伦理指导等方式出现。

2.美学知识

美学知识包括护理艺术、技能或护理行为方面的知识。护理美学知识的获取主要依靠护士的感官、行为、态度等方面的实践来获取。

3.个人知识

个人知识，即通过个人的直接感受而获取服务对象的知识。个人知识可以通过自我开放、对人的深入思考、对护理现象的分析等方面来获取。从研究角度看，个人知识常采用定性研究的方法获取。

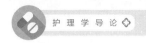
4.科学知识

科学知识，即通过科学实验的方法所获取的护理学知识。护理是有关人类健康的科学，科学知识包含对资料的收集、评判性的分析、在科学的基础上描述和解释及预测涉及人的健康与疾病有关的客观事物。护理科学知识的获取及积累以逻辑实证主义哲学观为基础，通过传统的科学手段如实验、假设检验等方式所获取的护理学知识，用以描述、解释及预测护理现象。

5.社会政治文化知识

社会政治文化知识指护理大环境及氛围方面的知识，包括社会政治、经济、文化、科学对护理的影响，以及受此影响护士角色的变化及扩展。一般指以社会评判科学为哲学基础，通过对社会政治文化对护理影响的研究所获得的护理学知识。

（二）中国对护理学知识体系的认识

受医学教育模式的长期影响，中国护理界一直应用三段式的护理教育模式，虽然目前有很多院校对护理知识的组成进行了一些研究，但普遍认为护理学的知识应该包括以下两个方面。

1.基础知识

（1）自然科学知识，如生物学、物理学、化学等。

（2）医学基础知识，如解剖学、生理学、病理学、微生物学等。

（3）人文及社会科学知识，如文学、哲学、美学、社会学、心理学、伦理学等。

（4）其他方面，如计算机应用、数理统计等。

2.护理专业知识

（1）护理学的基础理论，如护理学导论、护理学基础、护理理论等。

（2）临床专科护理知识，包括各专科护理的理论及技术，如内科护理学、外科护理学、妇产科护理学、儿科护理学等。

（3）预防保健及公共卫生方面的知识，如社区护理、公共卫生护理、职业护理、学校卫生护理等。

（4）护理管理、教育及科研方面的知识，如护理教育学、健康教育学、护理管理学、护理科研等。

护理学的知识体系并非固定不变，而是随着科学技术的发展及护理科研的深入而不断地调整、发展、丰富及完善的。

 四 护理学的发展趋势

随着护理专业的不断发展与完善及公众对健康的不断重视，护理专业在未来将主要从4个方面发展。

（一）护理教育

近年来，随着人口老龄化，疾病形态及疾病谱的改变，家庭结构的核心性变化，以及民众对医疗保健需求的增加，迫切需要大量本科层次，能独立在各种机构中工作的护理人员。因此，护理教育将向高层次、多方位的方向发展，形成以高等护理教育为主流，大专、本科、硕士、博士及博士后的护理教育将不断地完善和提高。同时，护理教育体系中将更加重视各层次之间的衔接，其目标是强化学生的护理专业知识及临床技能，兼顾学生的未来发展及潜力的发挥，以培养能符合社会需求的现代化护理人才。

在教学的组织中将更加注重知识、能力、素质的有机结合。根据社会的需求，形成基础宽厚、知识结构合理、能力较强、具有较高综合素质的护理人才培养模式。护理教育的重点将是发展学生提出问题的能力、自学的能力、评论知识和护理文化的能力。

（二）护理实践

护理实践将以理论为指导，专业性会越来越强，分科会越来越细，对高新技术的应用会越来越多。护士的角色会不断扩大。例如，为了适应社会对护理专业的需求，美国于1965年率先开展了独立开业护士（Nurse Practitioner）教育项目，一般为2年的硕士教育或几个月的硕士后教育，然后通过统一执照考试获得执业资格。开业护士的职责是帮助社区各年龄组的个人及其家庭，为他们提供医疗护理信息，指导他们选择正确的生活方式。开业护士能够独立诊断和治疗常见病，在一定范围内具有处方权。实践证明，开业护士提供的护理服务质量高，患者满意度高、花费低。

国外目前护士除了承担原有的角色，还根据各个医疗机构的需要设立临床护理专家、高级护理咨询者，护理治疗专家、护理顾问、个案管理者等角色。

我国的香港已经从2006年开始培养并应用独立开业护士；台湾也实施了10年的临床护理专家及独立开业护士等高级护士的培养及应用；我国其他地方将逐步尝试探讨开业护士及其他高级护理角色的培养与应用。

在新的医学模式指导下，医药卫生机构的服务对象不仅包括患病的人，而且包括有潜在健康问题的人及健康人。服务场所不仅局限于医院，还包括社区、家庭、学校、工厂等。目前我国也在大力发展社区医疗卫生工作，随着医疗制度改革的不断深入，社区卫生服务机构也将得到进一步的发展。社区护理作为社区卫生服务的重要组成部分，也将成为我国护理行业的发展方向。

（三）护理管理

世界各发达国家的护理管理模式随着人们健康观念的改变而发生了很大的变化。护理管理的宗旨是以优质的护理服务满足人的生理、心理、社会文化及精神的健康需求，尊重及保护患者的权益，通过护理质量标准化、质量保证体系及培养高素质的护理人才来实现护理管理目标。目前，西方发达国家在护理管理方面采用护理质量标准化管理，其质量标准一般由国家统一制定，并每间隔一段时间，根据护理专业的发展情况进行必要的修改。质量标准包含了护理工作的全部内容，是所有的护理单位包括医院、社区护理及家庭保健等单位实施护理质量管理的依

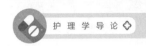

据。护理管理全部采用微机化、标准化管理，保证了护理质量标准统一和落实。如美国护理界制订了相应的护理质量标准指南，加拿大护理界制定了相应的护理质量标准指南，同时护理管理也遵循其他一些国际上的相关规定。

在中国，护理管理的科学化程度会越来越高，相关的法律及法规将不断完善，护理的标准化管理将会逐步取代经验管理。护理质量保障体系的建立及完善将成为护理的重点，而在管理中对人的激励、尊重及促进护士的自我实现将成为管理的重要组成部分。我国将逐步完善护理标准及指南。

（四）护理科研

护理理论的研究将进一步深入，研究的重点为对临床问题的解决及对护理现象与本质的哲学性探讨。护理研究的方法也会出现多元化的发展趋势，除传统的定量研究方法外，定性研究及综合研究将成为护理研究的主要方法。

 五 护理学术团体介绍

学术团体是指以知识的继承与创新为目标，进行合理的管理与协调的、具有高度自主性的社会实体，主要以从事科学研究、推动科学技术发展为目的。其主要作用是学术交流、技术论证、技术服务、技术开发、沟通信息等。

（一）国际护士会

国际护士会（ICN）于 1899 年在英国伦敦成立，是世界各国自治的护士协会代表组织的国际护士群众团体，参加的代表有美、英、加拿大、新西兰、芬兰、荷兰、丹麦等国的护士，第一任会长是毕业于英国皇家医院护士学校的芬威客。国际护士会是国际组织中最早的组织之一，其宗旨是推动各国的健康服务，提高护理学术标准；改革护理教育的设施，扩大护理服务的范围；通过改善护士的职业、社会及经济条件以提高护士的地位；与相关的卫生机构及组织合作；强调护士应尽自己公民的职责；发展护士间的国际合作及友谊。

（二）美国护士协会

美国护士协会（ANA）于 1896 年成立，总部设在美国华盛顿，是美国护士的最高学术组织机构，是私人企业性质的非政府学术组织，不接受美国政府的经费支持。美国护士协会的职能部门有护理政策和实践部、政府关系部、护士工作安全部、护理教育部。

美国护士协会的作用相当于全国护士工会的作用。目的是为护理的利益而工作，与美国政府、媒体及患者进行沟通与对话；维护护士道德标准，并定期修改不断完善；修订护士专业实践中的各类标准。

（三）中华护理学会

中华护理学会（Chinese Nursing Association，CNA）是中国护士的群众性学术团体，于

1909 年 8 月 19 日在江西牯岭成立，原名为中华护士会，1964 年更名会中华护理学会。倡议人为美籍护士信宝珠，第一届会长是盖仪贞，此后 8 届会长亦均为外籍护士。1928 年，第 9 届理事会由中国护士伍哲英任会长。中华护理学会是中国建立最早的专业学术团体之一，是全国性自然科学专门学会之一。自成立至今，走过了 100 多年漫长而不平坦的路程，经历了旧社会初创、坎坷 40 年、中华人民共和国成立后的前 30 年进步起伏和近 40 年繁荣发展。

中华护理学会的宗旨是遵守国家的法律和法规，执行国家发展护理科技事业的方针和政策；崇尚护理道德，坚持民主办会原则；提高护理科技工作者的业务水平，促进护理学科的繁荣和发展；充分发扬学术民主，依法维护护理工作者的合法权益。

第三节 护士角色、素质及行为规范

随着科技的发展，人民生活水平的提高及对健康的重视，护士的角色及功能范围不断扩大及延伸，对护士素质的要求也越来越高。要求护士受过专业教育，取得执业资格，并在执行护理活动时，有一定的专业知识及技能，遵守护理伦理道德的规范要求，为服务对象提供高质量的护理服务。

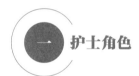

护士角色

近年来，随着人们对护理专业要求的不断增加，专业护士的角色范围也在不断地扩展。

（一）护士角色特征

护士角色是指从事护理职业的个体所应具有的角色人格和职业行为模式，是社会和公众所期望的适于护士的行为。这种行为模式随着社会的发展而不断变化。护士最初的民间角色，就像慈祥、无微不至的"母亲"对孩子的呵护。中世纪时期由于宗教的兴起，护理工作从家庭开始走向社会，从事照顾患者的人多为宗教的教徒，其中修女是从事护理工作的主体。16—19世纪，从事护理的人往往是出身低微的妇女，这些人地位低下，收入菲薄，如同仆人。从母亲、修女到仆人的转变至今仍影响着人们对护士的认识和理解，同时也反映了护理早期的发展状况，此时护士的职业形象尚未形成。直到 19 世纪中叶，南丁格尔首创护理专业开始，护士的角色形象才逐渐清晰起来。护士作为一种社会角色，要能够运用护理程序履行"促进健康、预防疾病、恢复健康、减轻痛苦"的基本职能，以满足社会对护士的角色期待。

（二）现代护士角色

现代护士的专业角色可概括为以下 10 种。

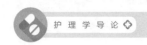

1.护理者

即应用自己的专业知识及技能满足服务对象在患病过程中的生理、心理、社会文化和感情精神等方面的需要，并帮助服务对象最大限度地保持及恢复健康，预防疾病，减轻病痛，控制感染，减少服务对象对疾病的各种压力反应等。

2.决策者

决策者指护士应用护理专业的知识及技能，收集服务对象的有关资料。判断其健康问题及原因或诱因，做出护理诊断，并根据服务对象的具体情况做出护理计划。执行计划并判断及评价，在整个护理活动中，护士是服务对象健康问题的判断者及护理的决策者。

3.计划者

护理程序本身就是一连串经过计划的步骤与措施，以有效地满足患者的需要，解决患者的健康问题。在这一系列的计划过程中，护士必须应用自己扎实的专业知识及敏锐的观察与判断能力，为服务对象做出符合需要及特征的整体性护理计划。

4.沟通者

为了提供适合服务对象情况的个体化的整体护理，护士必须与服务对象、家属、医生、同事及其他健康工作者沟通，以更好地了解服务对象的情况，使各种健康服务人员更加明确服务对象的需要及疾病的发展过程，最大限度地满足服务对象的需要。

5.管理者及协调者

专业护士有责任管理及组织服务对象护理的过程，并注意协调护理过程中与各种人员之间的关系，以保证良好的护理质量。

6.促进康复者

在服务对象由于疾病或意外伤害出现伤残或失去身体的某种功能时，护士应想方设法提供康复护理的专业技术及知识，以帮助患者最大限度地恢复身体健康，并能做到最大限度地独立及自理。

7.教育者及咨询者

护士需应用自己的知识及能力，根据服务对象的具体情况对服务对象及家属实施健康教育或提供咨询，包括向服务对象及家属讲授或解答他们有关如何预防疾病，维持健康，减轻病痛及恢复健康等问题，以最大限度地获得自理的知识与技能。

8.代言人及保护者

护士应为服务对象提供一个安全的环境，采取各种预防措施以保护服务对象免受伤害。在服务对象自己没有能力分辨或不能表达自己的意图时，护士应为服务对象辩护。当护士发现一些损害服务对象利益或安全的人或事时，或者当护士发现有任何不道德、不合法或不符合服务对象意愿的事情时，应挺身而出，保护服务对象的安全及利益。

9.研究者及著作者

实施护理科研，以检验成果，促进护理专业的发展，提高护理质量，并可进一步丰富护理理论及专业基础知识。同时，将自己的科研结果写成论文或专著，在会议上宣读或在专业杂志上发表，以利于专业知识的交流。

10.权威者

在护理领域中，护理人员有丰富的专业知识及技能，能自主地实施各种护理功能，在护理领域最具有权威性。因此，对有关护理的事务，护士最具权威性的发言权。因为她知道何时、何地、如何应用其专业知识及能力去满足服务对象的需要。

（三）护士的资历要求

国际护士会认为，护理人员是指完成了基本的护理教育课程，并经考试或考核合格，有相关的护理工作执照，在其工作的护理领域具有一定的权威性的人员。国内外对护士的资历要求一般包含其教育程度、工作经历及专业证书。

1.国外护士的资历要求及分类

目前世界上许多西方国家基本上采用相同或相似的资历要求及分类，以美国为例，护士分为操作护士（technical nurse，TN）和注册护士（registered nurse，RN）。

（1）操作护士。操作护士一般需要经过1年左右的专业培训，操作护士在美国有2种形式，注册操作护士（licensed practical Nurse，LPN）及注册职业护士（licensed vocational nurse，LVN），各州自行负责注册。操作护士不能单独从事护理工作，必须在注册护士的监督及指导下才能完成较为简单的护理工作。

（2）注册护士。注册护士高中毕业后，可通过3种途径完成注册护士所需要的专业基础教育：证书教育（diploma program，DP），一般为3年，在1873—1952年是美国护理教育的主要形式，此类教育项目现已基本停止；专科教育（associate degree，AD），一般在社区大学或护理院校，学制2～4年，自1952年以来是美国护理教育的主要形式，但目前此类项目在护理教育项目中所占的比例越来越少；本科教育（baccalaureate degree，BD），一般学制4年，毕业后取得学士学位，目前是美国护理教育的主要形式。

在完成以上3种形式的护理学专业基础教育后，需要通过国家注册护士考试委员会（National Council for Licensing Examination Registered Nurse，NCLEX-RN）的考试才能注册。国家注册护士考试委员会由全美护士联合委员会（National Council of State Boardof Nursing，NCSBN）统一举办，这样可以统一全美的护士水平，并且可以避免各个州因举办不同的考试而造成的不同州之间换发执照的麻烦。

注册护士一般分为初级水平和高级水平。

初级水平的资历要求：根据是否拥有专科证书，又分为2种形式，即初级通科护士和初级专科护士。①初级通科护士（普通注册护士）。初级通科护士需要经过一定的护理教育训练，通过国家或州立护士执照考试。通科护士可以在任何护理场所提供护理服务，其角色包括临床护士、病案管理者以及其他的角色。②初级专科护士（RN，C）。初级专科护士又称为初级专科证书护士，C指初级专科证书（certification）。通科护士在经过一定的继续教育，获得相应的培训证书后，就可以成为ICU、精神科或其他需要专门培训的专科证书护士。而获取专科证书需要经过一定的正规途径，以证实护士是否具有相应的专科知识及能力。一般对初级专科证书护士比通科护士的要求高。

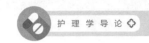
高级水平的资历要求：高级水平的护士，又称为高级专科护士，指在注册护士的基础上又经过了高级专科培训。有2种形式，即高级实践注册护士和高级专科注册护士。①高级实践注册护士（advanced practice registered nurse，APRN）。指在取得护士注册证书后，至少再取得硕士学位，有多年丰富的临床经验，对专科护理知识的深度与广度要求较高，而且要求达到专业组织所要求的标准。其包括4种类型。一是独立开业护士（nurse practitioner，NP）为服务对象提供各种卫生及预防保健服务，能独立开处方，并对常见疾病及损伤进行诊断及治疗，其工作场所主要包括自己单独开业的护理诊所、老人院、医院、私人医生诊所等机构；二是专科证书护理助产士（certified nurse-midwife，CNM），在医院、分娩中心及家庭为健康妇女提高妇科保健，为危险性较低的产妇提供助产服务；三是临床护理专家（clinical nurse specialist，CNS）为服务对象提高各种身心保健护理服务，工作场所包括医院、老人院、私人医生诊所及社区卫生服务机构，同时也从事咨询、研究、教育及管理工作；四是护理麻醉师（certified registered nurse Anesthetists，CRNA）主要从事各种手术的麻醉及其他麻醉护理，美国每年有65%以上的手术麻醉由护理麻醉师实施。②高级专科注册护士（RN，CS）。C指证书（certificate），S指专科（special areas）。在任何护理专科如妇产科、儿科等领域，高级专科护士可以独立开业或以临床护理专家的身份开展护理工作。例如，有精神专科证书，则称为精神专科高级证书护士。除上述资历要求之外，高级专科护士一般要具有相应的临床经验。虽然经验不能代替学历，但的确能补充说明护士的专业能力。

🔗 知识链接

有关美国的护士注册考试（NCLEX-RN）

NCLEX-RN考试内容是根据美国护理院校新毕业生应具有的知识和能力水平而拟订的。目前采用机考的形式，分为护理理论和临床理论两个部分，包括护理工作的5个传统领域，即内科、外科、妇产科、儿科和精神科，采取综合性考试。外籍考生如想参加美国护士执照考试，必须在其本国受过全面的护理教育，且取得本国的护士执照。美国某些州（占80%以上的州）的护士局，要求在美国之外地区受非英文护理教育的护士，先取得外国护校毕业生国际委员会（CGFNS）颁发的"护士资格证书"，以此作为参加注册护士执照考试的先决条件。美国有一些州的护士局要求外籍护士的英文TOEFL分数线在550分以上，才可以参加注册护士执照考试（摘自美国护士协会官网）。

2. 中国护士的资历要求

中国护士目前可以在通过几种形式的专业基础教育后（包括中等专业教育、高等专科教育、本科教育等形式），参加由卫生部举办的全国护士执业资格考试，才能取得护士的执业证书。

目前，中国护士大多数为通科护士，专科护士及其他的分类系统正在进一步的探索及完善中。中国护士按照学历及能力有职称划分，从高到低依次为高级职称（包括主任护师及副主任护师）、中级职称（主管护师）、初级职称（护师及护士）。

🔗 知识链接

中国护士执业资格考试

根据《护士条例》（2008年，国务院第517号令）、《护士执业注册管理办法》（2008年，卫生部第59号令）和《护士执业资格考试办法》（2010年，卫生部、人力资源社会保障部第74号令）精神，护士岗位实行准入制度，护士必须通过护士执业资格考试才能申请注册。

护士执业资格考试由卫生部负责组织和实施，原则上每年举行1次，采用人机对话的考试方式，实行统一考试大纲、统一命题、统一合格标准的国家统一考试制度。

报考条件为在中等职业学校、高等学校完成国务院教育主管部门和国务院卫生主管部门规定的普通全日制3年以上的护理、助产专业课程学习，包括在教学、综合医院完成8个月以上护理临床实习，并取得相应学历证书的，可以申请参加护士执业资格考试。

护士执业资格考试包括专业实务和实践能力2个科目。一次性通过2个科目为合格。考试全部采用单项选择题，包括A1、A2、A3/A4型试题。

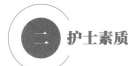 **护士素质**

护理工作是一种脑力与体力并举，与人的健康及生命密切相关的工作。护理人员经常面临各种危机、突发及多变的情况；涉及护理人员与服务对象、家属、医生、其他护理人员等复杂的人际关系；护理工作需要护理人员日夜轮流值班，影响护理人员的日常生活规律等，护理工作的这些特点决定了护理是一个具有高强度压力的专业，这就要求护理人员必须具有以下基本素质。

（一）思想道德素质

热爱祖国，热爱人民，热爱护理事业，有为人类健康服务的奉献精神。具有高尚的道德品质、较高的慎独修养、正确的道德行为，自爱、自尊、自强、自律，能够正视现实，面向未来，追求崇高的理想，忠于职守，救死扶伤，廉洁奉公，实行人道主义。

🔗 知识链接

慎 独

"慎独"，语出《中庸》："莫见于隐，莫显于微，故君子慎其独也。"其意是指一个人在独处的时候，即使没有人监督，也能严格要求自己，自觉遵守道德准则，不做任何不道德的事。护理活动有时是在患者不知情或患者失去知觉时独立进行，同时也缺乏外界监督，因此，护士必须具备慎独修养，自觉地、忠诚地维护患者利益。

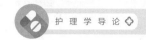

（二）科学文化素质

为适应社会和护理学科发展的需要，护士必须具有扎实的自然科学、社会科学和人文科学等多学科知识。养成正确的审美意识，培养一定的认识美、欣赏美和创造美的能力。

（三）专业素质

护士要具有系统的护理学基本理论、基本知识和基本技能；具有敏锐的观察能力、评判性思维能力、决策能力、实践操作能力和自我发展能力；树立整体护理理念，能用护理程序解决患者的健康问题；具有开展健康教育、护理教学和护理科研的基本能力。

（四）体态素质

护士必须身体健康、功能健全、精力充沛，仪表文雅大方，举止端庄稳重，待人热情真诚，并养成个人和集体的卫生习惯。

（五）心理素质

护士应具有较强的进取心，不断索取知识，丰富和完善自己，发展智力和培养能力。保持心理健康、乐观、开朗、情绪稳定，胸怀宽容豁达。具有高度的责任心和同情心，较强的适应能力，良好的忍耐力及自我控制力，灵活敏捷。具有良好的人际关系，同事间相互尊重，团结协作。

 ## 三 护士行为规范

美好的护士职业形象不仅对患者的身心健康有积极的影响，而且对护理专业的生存与发展也有着至关重要的作用。护士作为医院的重要群体，其行为规范不同于一般的社交行为规范，有其职业的特殊性。

（一）护士的语言规范

语言是人类传递信息、交流思想的重要工具。在日常生活中，人们采取的语言沟通占35%。良好的语言在疾病治疗与康复中起着非常重要的作用。因此，护士要遵守一定的语言行为规范，能根据患者的文化程度、理解能力，选择恰当的语言表达方式，以求得更好与患者交流的效果。

护士在护理工作中应针对不同对象、场合和时间使用恰当的语言，把握语气、音调和感情色彩，表现出良好的自身职业素养。注意语言的规范性、礼貌性、情感性、保密性。

护士工作中的日常用语包括以下7点。

1.招呼用语

招呼用语要体现出对患者的尊重，要得体，不可直呼患者的床号，如对患者使用"您好""请""请稍候""劳驾""打扰了""谢谢"等礼貌用语。护士可根据患者的年龄、职业、性别等选择合适的称呼，如使用"老师""爷爷""小朋友""先生"等称谓，使患者感到亲切、融洽、无拘束。

2.介绍用语

患者来到医院，面对陌生的环境，会产生孤独感和不安全感，护士要礼貌地自我介绍，如"您好，我叫王红，是您的责任护士，有事情可以找我。"

3.安慰用语

使用安慰用语，声音要温和，表示真诚关怀，如"请别担心，这种病目前还是有办法的，会得到控制的。"使患者听后有亲切感，看到痊愈的希望，而且觉得合情合理

4.征询用语

一般在患者需要帮助或征求其同意时使用，如"您需要我帮忙吗？我能看一下注射部位吗？"等，主动征询，如果能及时给予帮助，会使患者感受到家庭般的温暖。

5.电话用语

给对方打电话时，要做到有称呼，如"您好，请找王医生接电话，谢谢。"同时，必须注意通话时间适宜、内容简练、表现文明。接听对方电话时，铃响3声接电话最为适宜，并自报家门，例如，"您好，这里是消化内科病房，请讲。"

6.迎送用语

新患者入院，护士应主动热情接待，表示尊重和欢迎，使患者感受到真诚的关怀，主动接过患者携带的物品，礼貌地了解患者的姓名，安置合适的床位，并护送到床边，热情向患者介绍相关事宜。患者出院时，护士应送到病房门口，用送别的语言与患者告别，如"请注意休息""请按时服药""请多保重""请定期复查""请走好"等，让患者感觉亲切、温暖，以增强其战胜疾病的信心，促进其早日恢复心身健康。但一般情况下，送别患者时不要说"再见"。

7.护理操作中的解释用语

在临床护理实践中，护士为患者进行任何护理技术操作，如注射、洗胃、灌肠、导尿前，都应清楚地、准确地向患者解释，以尊重患者的权利。有效的解释使患者能够理解，感到放心，愿意合作。护理操作解释用语可分三部分——操作前解释、操作中指导和操作后嘱咐。

（二）护士的非语言规范

非语言沟通具有较强的表现力和吸引力，可跨越语言不通的障碍，比语言沟通更具有感染力。在人类日常生活中，采取的沟通方式有65%属非语言沟通方式。在医疗护理活动中，非语言沟通在某些情况下显得尤为重要。

1.倾听

倾听是指全神贯注地接收对方在交谈时发出的全部信息（包括语言的和非语言的），并做出全面的理解。认真地倾听除了听取患者讲话的声音、声调、流畅程度、语言外，还应观察患者的面部表情和身体姿态，尽可能全面理解患者所要传达的信息。倾听要注意全神贯注，集中精力，不要随意打断患者的谈话或转换话题。保持合适的距离，彼此之间距离大约为1米，双方位置平衡，不可使患者处于仰视位。及时反馈，慎重判断，使患者感到护士正确理解了他所讲的话。

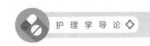

2.面部表情

护士应管理好自己的面部表情，真诚、自然、适宜地微笑，能体现出护士的诚心、亲切、关心、同情和理解，可以缩短护患间的心理距离，缓解患者紧张、焦虑和不安的情绪，从而获得患者的信任和支持，有利于为患者营造出一种愉悦、和谐、安全、可信赖的氛围。与患者保持适当的目光接触，能传达真诚、和善的情感。

3.皮肤接触

皮肤接触是护士在实施护理中常用的交流方式之一。皮肤接触可使患者感到亲切，对不同病情的患者采用恰当的皮肤接触，能提高护理效果。

4.沉默

沉默本身也是一种信息交流，是一种超越语言功能的沟通方式，有时可以起到"此时无声胜有声"的作用。护士与患者沟通中恰当地使用沉默，可以提高沟通效果。

（三）护士的仪表规范

仪表，通常是指人的外观、外貌，其中主要是指人的容貌。在人际交往中每个人的仪表都会引起交往对象的特别关注，并将影响着对自己的整体评价。

1.护士的仪容

护士的仪容应是自然、大方、雅净、亲切、热情、安详。要保持面部干净清爽、无汗渍、无油污、无泪痕，无其他不洁之物。

2.护士的修饰

护士可进行适度仪容修饰，但要与护士角色相适应。佩戴的饰物应与环境和服装协调，工作时间不宜佩戴过分夸张的饰物。要及时修剪指甲，不得涂彩色指甲油。可适当着淡妆，以自然、清新、高雅、和谐为宜。

3.护士的服饰

护士的着装应以整洁、庄重、大方、适体、衣裙长短适度、方便工作为原则，并与工作环境协调一致。

（四）护士的举止规范

护士在交往中尤其是在工作场合，要遵守举止有度的原则。要求护士的行为举止应做到尊重患者，维护患者的权利；尊重自我，掌握分寸；尊重风俗，与具体情况相适应。护士的基本姿态包括站姿、行姿、坐姿等。

1.站姿

护士站立时，头部端正，微收下颌，颈部挺直，面带微笑，目视前方。挺胸收腹，两肩平放，外展放松，立腰提臀。两臂自然下垂，双手相握在腹部肚脐位置。两腿并拢，呈"V"形，或两脚呈"丁"字步。全身既挺拔向上，又随和自然。

2.坐姿

护士的坐姿应给人以端庄稳重、文雅、舒适的感觉。正确的坐姿应该是臀部位于椅子前1/2～2/3的位置，上身端庄挺拔，两腿并拢，两脚自然着地，并向自己身体靠近，肩臂放松，双手自然交叉或相握轻轻置于大腿上。

3.行姿

护士的行姿体现的是护理人员的动态之美和精神风貌。护士行走时应轻盈、敏捷、两眼平视，面带微笑，抬头、挺胸收腹、肩放松，步伐有节奏。

4.护理工作场景中的行为要求

在护理工作中，护士经常需进行手持治疗盘、推治疗车等用于特定的护理操作。在操作中，护士要做到稳妥和自然。

（1）端治疗盘。护士身体站直，挺胸收腹，双眼平视前方，双肩放松，上臂下垂，肘关节呈90°角，双手托盘平腰处，拇指扶住治疗盘中间的两侧，手掌和其余四指托住治疗盘的底部，重心保持于上臂，与手臂一起用力；取放行进平稳，不触及护士服。开门时不能用脚踢门，而应用肩部轻轻将门推开。

（2）推治疗车。按照行姿的要求行走。抬头、面向前方，双眼平视，保持上体正直，挺胸收腹，腰部挺直避免弯曲，身体形成一条直线。双肩应保持平稳，两手扶住治疗车的两侧推车行走。

（3）持医疗文件夹。一手持文件夹中部轻放在同侧胸前，稍外展，另一手自然下垂或者轻托文件夹的下方。

（4）下蹲。下蹲是由站立的姿势转变为双腿弯曲，身体高度下降的姿势。它是在某些特殊情形下采取的暂时性姿势，时间不宜过长，以免引起不适，如整理工作环境、捡拾地面物品时使用。基本要求是一脚在前，一脚在后，两腿靠紧下蹲，前脚全脚掌着地，小腿基本垂直于地面，后脚脚跟抬起，前脚掌着地，臀部要向下。

◁·▷ 本章小结

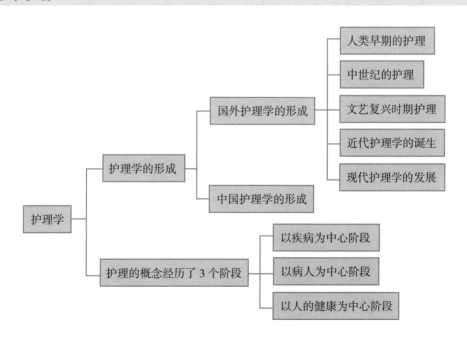

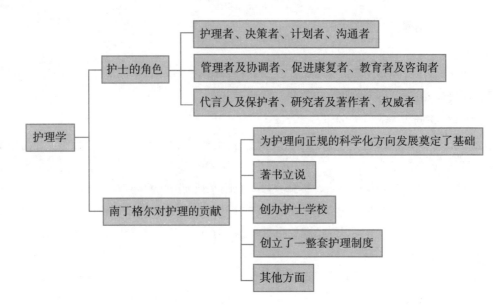

1.护理学的形成经历了哪几个阶段?

2.南丁格尔对护理专业的贡献有哪些?

3.作为一名护士,应具备哪些素质?

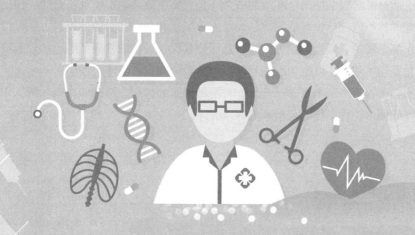

第二章

护理学的基本概念

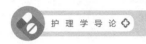

健康与疾病是医学科学中两个基本的概念，是人类生命活动本质及质量的一种反映，也是护理理论研究的核心问题。护理的宗旨是为个人、家庭和各种社会团体提供卫生保健服务，帮助人们预防疾病，维护、恢复和促进健康，从而使其保持最佳的健康状态。护理人员了解健康和疾病的概念及相关理论，以便为服务对象提供高质量的身心整体护理。

现代护理学包含 4 个基本概念——人、环境、健康和护理。对这四个概念的认识直接影响护理学的研究领域、护理工作的范围和内容。

第一节　人

护理的服务对象是人。人是护理专业中非常重要的因素。护理中的人不仅指个人，也包括由个体组成的家庭、社区、团体或整个社会，可以是健康的人，也可以是患病的人。

 人是统一的整体

整体是指按一定方式和目的将各个要素有秩序排列的有机集合体。在临床工作中，我们通

常认为人是由生理、心理、社会、精神、文化等要素组成的一个统一整体，不仅是单纯的生物有机体，还是由各种器官、系统组成的生物人，受到自然和生物学规律的支配，更是一个社会人，拥有意识、思维、情感和创造性。因此，人具有生物及社会双重属性。人的生理、心理、社会等方面互相作用、互相影响，其中任何一方的功能发生改变均可在一定程度上引起其他方面功能的改变，从而对整体造成影响。人体各方面功能的正常运转，又能最大限度地发挥人的整体功能，从而使人获得最佳的健康状态。

二 人是开放的系统

人是生活在复杂社会中的有机体，时时刻刻与其周围环境进行着物质、能量和信息的交换。人生命活动的基本目标是保持机体的平衡，这种平衡包括机体内部各系统间以及机体与环境间的平衡。所有有生命的系统都有内环境和外环境之分，护理的主要功能是帮助个体调整其内环境，去适应外环境的变化，以获得并维持身心的平衡即健康状态。人是一个开放的系统，在护理工作中，护理人员不仅应关心患者身体各系统或各器官功能的协调平衡，同时还要注意其周围环境如家庭、单位、社会等对机体的影响，这样才能使人的整体功能更好地发挥和运转。护理人员应努力为护理对象创造一个良好的环境，从而提高个体对环境的适应性，促进护理对象的健康。

三 人有基本的需要

人的基本需要是指个体为了生存、发展及维持身心平衡，在生理上与精神上最低限度的需要。人从出生到死亡要经历许多发展阶段，每个阶段都会有不同的需要。美国人本主义心理学家马斯洛将人的基本需要总结为5个层次，按其重要性及发生的前后顺序分别是生理的需要、安全的需要、归属与爱的需要、尊重的需要和自我实现的需要。人为了生存、成长与发展，必须满足其基本需要。若基本需要得不到满足，就会出现机体的失衡，比如陷入紧张、焦虑等不良情绪中而导致疾病。许多因素可在不同程度上影响需要的满足，比如生理因素、情绪因素、知识与智力因素、社会因素、环境因素、个人因素、文化因素等。护理就是帮助护理对象满足他们的基本需要，维持或恢复身心健康，达到促进健康、预防疾病的目的。

四 人具有独特性

人是一个生物学个体，具有社会性。每个人都是一个独特的个体，他有自身独特的思想、情感、动机和需要。因此，在护理工作中，护士应尊重个体的独特性，满足患者的合理需要。

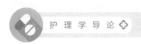

五　人的自我概念

　　自我概念指个人对自己的看法和认同感。自我概念不是与生俱来，它是随着个体与环境的不断互动，根据自我觉察、自我认识以及他人对自己的看法而形成的。通常情况下，个人的工作表现、认知能力、自身形象与外在吸引力、是否受人喜欢、解决问题的能力、特别的天赋以及自立情况、经济情况等都将影响其自我概念的形成。北美护理诊断协会（North America Nursing Diagnosis Association，NANDA）认为，自我概念由身体心象、自我特征、角色表现和自尊四部分组成。自我概念是个人身心健康的必要元素，它可影响个人的思想、行为、选择及决定等。良好的自我概念能使个体对自身的能力、天赋、健康、容颜等拥有足够的信心，能有效地抵御一些身心疾病的侵袭，达到最佳的健康状态，拥有更美好的人生。相反，自我概念低下者则对自身存在的价值持否定、怀疑态度，故可能会流露出对自己的失望、不满意甚至憎恨等情绪，不利于个人的成长与发展。

第二节　环　　境

　　环境是人类生存空间及影响人类生活和发展的各种自然环境和社会因素的总和。护理理论学家罗伊（Roy）将环境定义为：围绕和影响个人或集体行为与发展的所有因素的总和。人类的生存与发展都是在环境中进行的，环境对人类健康的影响越来越大，良好的环境能促进人的健康，相反则会给人带来危害。在护理工作中，护士应为患者创造良好的自然环境和社会环境，帮助患者识别并避免环境中的有害因素，以维护和促进健康。

一　内环境

　　生理学家伯纳德（Claud Bermard）认为一个生物体需要生存，就必须努力保持其内环境处于相对稳定的状态。内环境包括生理环境和心理环境两个方面。

　　生理环境是指人体内的不同系统（如呼吸系统、循环系统、血液系统等），为了维持生理状态的平衡而形成的内部机制。大量的研究表明，人体有一种不断使其内部环境维持动态的、相对稳定状态的倾向。这种相对稳定的状态是依靠机体内的各种调节机制在无意识的状态下以自我调节的方式来控制和维持的，如神经系统和内分泌系统的功能。人的心理活动是在生理活动的基础上产生的，反过来，心理活动又可以影响生理上的平衡。疾病会对人的心理活动产生负面的影响，同理不良心理因素可使各种器官产生一系列的生理病理变化，这也是许多疾病如高血压、溃疡病等的诱发因素。同时，心理因素对所患疾病的进程、配合治疗的程度等方面也会产生不同程度的影响。

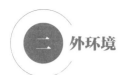 **外环境**

人的外环境可分为生态环境和社会环境。此外，与护理专业相关的环境还包括治疗性环境。

（一）生态环境

生态环境即自然环境，是指存在于人类周围自然界中各种因素的总和，它是人类及其他一切生物赖以生存和发展的物质基础，包括物理环境，如空气、阳光、水、土壤等；生物环境，如动物、植物、微生物等。在我国，随着改革开放政策的实施，经济快速发展，人们的物质生活水平得到迅速的改善和提高，但同时也承受了因经济增长而带来的环境污染等问题。许多自然界和人为的因素，如水和空气的污染、温室效应及各种自然灾害，粮食与蔬菜等农作物中残留的农药，加工食品中所含的各种添加剂，以及各种工业、生活及医疗垃圾对环境的污染等都在危害人类的健康。因此，医护人员有责任和义务利用各种方式宣传环保的重要性，从而影响个体与群体，使他们自觉地参与到保护环境的行列中来。常见的影响自然环境的因素有地区地质的影响、自然气候的影响及环境污染。

地球地质发展过程中形成了地壳表面化学元素的分布不均衡，这在一定程度上影响和控制了各地区人群和生物的发展，人体的生理功能虽然具有一定的适应和调节能力，但这种能力是有限度的，当自然环境中某种成分缺少或过剩的时候，人体与环境之间的平衡被打破，人体的健康就会受到不同程度的影响。如环境中缺乏碘会导致地方性甲状腺疾病，砷过多会导致地方性砷中毒。自然界中生态系统的破坏，如地震、台风、洪水等都会给人体健康带来危害。风寒、暑湿、燥热等气候变化，常与某些疾病的发生与流行密切相关。除此之外，环境污染如空气污染、水污染、噪声污染和辐射污染，都可以在不同程度上影响人的健康。

（二）社会环境

社会环境是指人的文化环境和各种社会关系，包括政治、经济、法律、文化、教育、人口、民族、风俗习惯、宗教信仰、社交、职业、家庭、婚姻状况、居住条件、福利等，是人们为了提高物质和文化生活而创造的环境。在这个环境中也有诸多危害健康的因素存在，如人口的超负荷、人际关系的不协调、缺乏科学的管理、经济和教育落后、医疗保健服务体系的不完善等。良好的社会环境有利于人的健康，不良的社会环境则可导致人的健康水平下降或患病。

1.政治制度

一个国家或政府的政治制度，对公民的健康会产生很大的影响，如化工产业污染的治理、水资源的净化、沙漠化的改善等，都直接与人们的健康密切相关。

2.社会经济因素

社会经济状况与个人经济条件直接影响人们的健康水平。如社会经济水平的不断提高，有利于增加卫生保健费用的投入，改善卫生保健服务设施，提高人们的整体健康水平；个人经济条件优越，可以使其投向预防保健的费用相对增加。另外，与经济有关的其他因素，如工作条件、生活条件、营养状况等也对人的健康有着非常大的影响。

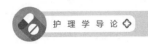

3.文化教育因素

人们的文化素质、受教育程度、风俗习惯、宗教信仰、传播媒介等都能影响人的健康。文化教育因素是通过提高人的素质间接地对人们的健康意识产生作用的。

（三）治疗性环境

治疗性环境是专业人员在以治疗为目的的前提下，创造的一个适合患者身心健康恢复的环境。医疗环境中强调为患者提供适宜的治疗性环境，良好的治疗性环境不仅有利于患者在就医期间的心理感受，也可以促进个体疾病的恢复。因此，作为医护人员，我们为患者提供一个安全、舒适、优美的适合健康恢复的治疗性环境是十分必要的。治疗性环境应主要考虑以下两方面因素。

1.安全

保证患者的安全是治疗性环境中非常重要的一点，这就要求医院在建筑设计、设施配置和治疗护理过程中，各部门相关人员均应有安全防护意识，以防止意外事件的发生。如医院设有紧急供电装置、防火装置，配有拐杖、轮椅、床栏、防滑地垫、马桶等安全辅助用具，治疗用热（冷）过程中防烫（冻）伤等。此外，还要注意微生物方面的安全性，要求医院中设有院内感染控制小组，定期对医院空气、物体表面及无菌物品等进行细菌学监测，保证患者在住院期间的安全，防止院内感染的发生。

2.舒适

舒适首先来源于医院良好的物理环境，包括温度、湿度、光线、噪声的适量控制与清洁环境的维持。舒适也来源于医护人员的优质服务，如和蔼可亲的态度、亲切的语言以及对患者的关心体贴等给患者带来心理上的舒适。此外，优美的环境布置也可以让患者感觉舒适。

第三节 健 康

古往今来，任何民族的人都把健康视为人生第一需要。健康是生命存在的基础，个人成就、家庭幸福、社会安定、经济发达等只有在健康的基础上才能建立起来。希波克拉底（Hiperates）曾说："健康是人生最可贵的。"由此可见，健康是人类共同追求的目标，护理工作的宗旨是为个人、家庭和社区提供卫生保健服务，帮助人们预防疾病，恢复、维持和促进健康，使每个人保持最佳的健康状态。

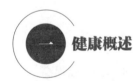 健康概述

（一）健康的概念

健康是一个变化的概念，在不同的文化背景、不同的历史条件以及不同的价值观影响下，

人们对健康有着不同的理解。中世纪时代，人们对生命活动的认识比较肤浅，加上受到宗教思想的束缚，认为生命和健康是神的赐予，健康是与鬼神和平相处的状态，疾病则是被神明附身所致。随着生产力的逐渐发展，人们对健康有了更深层次的了解。如古希腊的大医学家希波克拉底认为人体内有4种体液：黄胆汁、血液、黏液、黑胆汁，健康是这四种体液协调作用的结果。文艺复兴后又兴起机械论，认为人体就像一部按部就班工作的器械，健康就是机械功能状态良好。在中国古代将万事万物归为阴和阳，认为健康就是阴阳协调。当各种因素如"七情"（喜、怒、恐、惊、悲、忧、思）和"六淫"（风、寒、暑、湿、燥、火）影响机体时，就会导致阴阳失调，从而引起疾病。早期对健康的定义只注重在身体层面，是一种朴素的哲学思想。由于生产力水平的限制，人们对健康的判断只能靠主观臆断，以一种自发的、朦胧的"整体观"来解释健康。随着生产力的发展，医学模式的转变，人们对健康的认识也在逐步深入。综合众多学者对健康所提出的观点，归纳起来其演进过程大致如下。

1.健康就是没有疾病

"健康就是没有疾病"是对健康最传统和最一般的认识，也是大多数人所认为的健康。此观点是一种消极的健康观，没有指出健康的实质，也未能阐明健康的特征，而是将健康与疾病视为"非此即彼"的关系，忽视了一般情况下有些人"虽然没有疾病，但也并不是健康的"这一普遍现象。

2.健康是人体正常的生理、心理活动

这一观点与之前的观点对比，抓住了人体健康的重要特征，认为人的健康不仅是身体的健康，还包括心理的健康，反映出人们对健康的进一步的了解，但这种认识忽略了人的社会适应性，仍然存在一些欠缺。

3.健康是指有完整的生理、心理状况与良好的社会适应能力

1946年，世界卫生组织（World Health Organization，WHO）提出关于健康的定义是：健康是不仅没有疾病和身体缺陷，还要有完整的心理状况与良好的社会适应能力。这一定义揭示了健康的本质，指出了健康所涉及的生理、心理及社会三个层面。这一定义与以往的健康定义相比，优点在于：在"健康就是没有疾病"这一观点上，指出了健康包括生理、心理两方面，纠正了把生理、心理机械分割开的传统观念，为护理拓宽了工作领域；也明确提出健康应包括对社会环境的适应，强调了人与环境的和谐相处，要协调人类机体与环境的关系，保持人的健康与社会环境和物质环境的高度统一。

4.健康还应具有高尚的道德观念

1990年，世界卫生组织第一次提出了"道德健康"的概念，又将健康的定义概括为4个方面，即躯体健康、心理健康、社会适应能力良好和道德健康，认为健康不仅涉及人的体能方面，也要涉及人的精神方面。道德健康可解释为：健康者应履行对社会及他人的义务，不违背自己的良心，具有辨别是非荣辱的能力，能按照社会道德行为规范约束自己，不以损害他人的利益来满足自己的需要，以此获得心里踏实、心境平和，并由此产生价值感和崇高感，以道德健康促进整个身心健康。世界卫生组织对健康定义的新发展，在于强调从社会公共道德角度出发来维护人类的健康，要求每个社会成员不仅要为自己的健康负责，而且要对社会群体的健康承担社会责任。世界卫生组织的健康定义把健康的内涵扩展到一个新的认识境界，

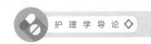

对健康认识的深化起到了积极的指导作用。

（二）影响健康的因素

每个人都生活在一定的自然与社会环境中，社会背景、经济水平、文化观念、健康信念等方面的差异，均会对健康产生相应的影响。护理人员要能正确地认识影响健康的各种因素，从而有效地维持和促进人们的健康。综合学者们的研究发现，影响健康的因素主要有以下5个方面。

1.环境因素

环境因素是指围绕在人类周围直接或间接地影响人类生活的各种自然因素、社会文化因素、政治环境因素之和。环境是人赖以生存和发展的条件，无论是原生环境还是改造而成的次生环境，都存在着大量的对健康有益或有害的因素，这些因素对人类健康有较大影响，除一些遗传性疾病外，几乎所有疾病及人类的健康问题都或多或少地与环境有关。

2.生物学因素

人是一个复杂的、统一的有机整体，生物学因素包括遗传因素和生物性致病因素。

（1）遗传因素。遗传是影响人类健康的关键因素，人类染色体除决定人的性别、继承亲代的生物学特征外，还带有多种隐性或显性的疾病基因。对许多遗传性疾病尚无有效的治疗方法，因此给家庭、社会和医疗康复等带来了很大的挑战。目前主要依靠科学婚配、优生优育与计划生育等宣传教育方式来减少遗传性疾病的发生。

（2）生物性致病因素。该因素主要指由各种病原微生物引起的感染性疾病、传染病和寄生虫病等。从古代到20世纪中期，病原微生物引起的感染性疾病是人类死亡的主要原因。现在随着医学的不断发展，各种抗生素的发明、新型药物的合成以及疫苗的推广与使用等，使人们逐渐控制了大部分的感染性疾病。但是，新型病原微生物的不断出现，向人类的健康提出了新的挑战。

3.心理因素

心理因素主要是通过情绪、情感对健康产生影响，情绪的波动经过神经–内分泌系统影响人体内脏器官生理的变化，甚至可造成脏器功能紊乱、免疫功能下降等。现代社会的激烈竞争和生活压力给个体产生很大的心理负担，逐渐增多的"猝死""抑郁症"等严重威胁着人类的健康。积极的情绪可促进健康，可使人的心理、生理维持最佳状态。反之，消极的情绪会损害健康，使人的心理处于紧张状态，影响人体的新陈代谢。研究表明，许多慢性病与心理因素密切相关，如胃十二指肠溃疡、心血管疾病（高血压）等，意外伤害、自杀、抑郁症及精神病也与心理因素密切相关。

4.生活方式

生活方式是指人们长期受一定文化、民族、经济、风俗、社会，特别是家庭影响而形成的一系列生活习惯、生活制度和生活意识。良好的行为和生活方式对健康有促进作用；相反，不良的行为和嗜好对健康会带来负性影响。有研究表明，许多疾病与不良的生活方式和生活习惯有关，如暴饮暴食、大量吸烟、酗酒、吸毒或药物依赖、缺乏体育锻炼和体力活动过少、工作紧张或熬夜、娱乐活动安排不当、家庭结构异常等，均会导致机体功能紊乱。因此，合理膳食、适量运动、戒烟和限制饮酒、心理平衡等良好生活方式被国内外的科学家们大力推荐。

5.卫生保健设施因素

卫生服务是指相关卫生机构和卫生专业人员为了防治疾病、增进健康，运用卫生资源和各种手段，有计划、有目的地向个人、群体和社会提供必要服务的活动过程。卫生保健设施包括医疗保健网络是否健全，医疗保障体系是否完善及群体是否容易获得及时有效的卫生保健和医疗救治等方面的服务。医疗卫生服务是社会用于防治疾病、促进健康的有效手段，医疗卫生服务的工作状况将直接影响人群的健康水平。

（三）健康的评价标准

联合国世界卫生组织提出了健康的 10 种表现，具体如下。

（1）精力充沛，能从容不迫地应付日常生活和工作的压力而不感到过分紧张。

（2）处世乐观，态度积极，乐于承担责任，事无巨细不挑剔。

（3）善于休息，睡眠良好。

（4）应变能力强，能适应环境的各种变化。

（5）能够抵抗一般性感冒和传染病。

（6）体重适当，身体匀称，站立时头、肩、臀部位协调。

（7）眼睛明亮，反应敏锐，眼睑不发炎。

（8）牙齿清洁，无空洞，无痛感；齿龈颜色正常，不出血。

（9）头发有光泽，无头屑。

（10）肌肉、皮肤富有弹性，走路轻松有力。

🔗 知识链接

亚 健 康

近年来国际医学界提出"亚健康"状态新概念，是指机体虽无明确的疾病，却呈现生活能力降低、适应能力不同程度减退的一种生理状态。这种状态由机体各系统的生理功能和代谢功能低下所致。人体亚健康状态是指介于健康（第一状态）和疾病（第二状态）之间的中间状态，国外也称"第三状态"或"灰色状态"。

在临床上，亚健康状态常被诊断为疲劳综合征、内分泌失调、神经衰弱、更年期综合征等，其在心理上的具体表现是精神不振、情绪低沉、反应迟钝、失眠多梦、白天困倦、注意力不集中、记忆力减退、烦躁、焦虑、易惊等，在生理上则表现为疲劳、乏力、活动时气短、出汗、腰酸腿痛等。此外，还有可能出现心血管系统变化，如心悸、心律失常等。在此状态下如能及时调控，可恢复健康状态，否则，就有可能导致各种疾病的发生。

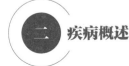
二 疾病概述

随着生产力的发展和科学技术的进步，人们对疾病的认识也在不断地完善和深化。尽管目前人们越来越关注预防保健工作，但许多医疗护理行为仍是围绕疾病进行，因此对疾病的认识

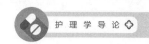

仍然有其重要的意义。

（一）疾病的概念

"疾病"一词，在《辞海》中的解释，是指人体在一定条件下，由致病因素所引起的有一定表现形式的病理过程。此时，人体正常生理状态遭到破坏，表现为对外界不断变化的环境的适应能力降低、劳动力受到限制或丧失，并伴随出现一系列临床表现。从社会学的角度来看，疾病是指社会行为特别是劳动能力的改变。社会学对"疾病"的定义，不是从疾病本身固有的特点出发，而是以疾病的社会后果为依据，指出疾病会使人的劳动能力和其他社会行为丧失或改变，唤醒人们努力消除疾病，战胜疾病。从生物学的角度来看，疾病是机体功能、结构和形态的异常。它把疾病视为人体某个组织、器官或细胞的结构、功能或形态发生了变化，这就从本质上掌握了疾病发生的原因。在这种疾病观的指导下，人们揭示了许多疾病的奥秘。但此定义也有一定的局限性，其无法解释一些无结构、无功能或无形态改变的疾病（如精神病），同时也忽视了人的整体性。

（二）疾病的影响

疾病不是一个独立发生的事件，每个人在其生命过程中都要面对疾病。人患病后，患者及其家属都必须面对疾病及其治疗所带来的痛苦与影响。通常情况下疾病对个人、家庭及社会可能产生以下几方面的影响。

1.对个人的影响

疾病对个人的影响可分为积极影响和消极影响两个方面。

（1）积极影响。当一个人生病后，因为角色发生变化，成为"患者"后便暂时不承担某些责任和义务而安心休息。同时，"生病"可能会促使患者改变原有的不良生活习惯，参加一些促进健康的活动来防病治病。另外，当人患病后，身体和精神上都会受到一定的刺激，心理压力增加。面对刺激和压力，患者也充分调动自己的潜能去应对刺激与压力，主动进行身体和心理调整。

（2）消极影响。一个人生病后，各方面的不舒适感会影响个人的日常生活、工作及活动能力等，从而导致个人的行为与情绪发生改变。此外，生病也可能会使个人与其家属、亲友的关系发生变化，引发人际关系、个人角色及个人形象的改变。

2.对家庭的影响

家庭成员中任何一个人生病，对家庭都是一个冲击，疾病对家庭的影响要依据患者在家庭中的角色与地位而定。

（1）经济的影响。若患者为家庭的主要经济来源者，其患病后，需要去医院就诊或住院治疗，因此会增加家庭开支，家庭经济状况由此会受到影响。有的患者为减轻家庭经济负担，治疗不彻底就决定出院或选择放弃治疗，影响了疾病的诊治和康复。

（2）精神及心理的影响。当一个人患病，特别是患有严重疾病后，家庭中的其他成员需要投入很多的精力和时间去照顾患者，这使得家庭成员的负担增加，并产生相应的心理压力。由于患者患病后会出现许多心理反应，有时甚至出现一些异常行为，患者的这些表现也会对家庭成员造成很大的精神和心理负担。而家庭成员患病后，其家庭角色功能需要由其他家庭成员承担，也会使家属的精神和心理负担加重。

（3）对情绪的影响。当一个人身患重病，甚至面临死亡时，其家庭成员的情绪会受到极大的影响。有的家庭成员不愿面对或不敢面对这一残酷的现实，会出现许多情绪反应，如情绪低落、沮丧、气恼、忧郁、悲伤、无助感等。

3.对社会的影响

（1）对社会经济的影响。疾病对整个社会经济也会造成巨大的压力，据国家统计局数据显示，2020年我国国内生产总值（GDP）为1 015 986亿元，而同年医疗保险基金支出21 032.1亿元，相当于国内生产总值的2%。由此可见，疾病不仅对个人和家庭产生重大的影响，对社会经济的影响同样不容忽视。

（2）对社会健康状况的影响。个人患病也是一种社会问题。疾病可能导致伤残失能，使患病者丧失劳动力，失去或降低工作能力，影响社会生产力。某些疾病可能带来严重的社会问题如艾滋病等，一些疾病的出现可能对整个社会的健康状况造成危害甚至引发社会恐慌，如非典型性肺炎（SARS）等。

三 健康与疾病的关系

健康与疾病可在个体身上同时并存，即一个人可能在心理、生理、社会的某个方面处于低于正常水平的健康状态或已经达到疾病状态，但在其他方面却是健康的。可见健康和疾病之间在少数情况下很难找到明显的界限，存在过渡形式，健康与疾病之间是动态变化的，不是绝对的。

健康-疾病连续相模式是最能反映健康和疾病间关系的模式。健康-疾病连续相指健康与疾病为一种连续的过程，处于一条连线上，其范围包括从最佳健康状态至死亡（图2-1）。在这一模式中，健康是指人在不断适应内外环境变化过程中，生理、心理、精神及社会等方面所保持的动态平衡状态；疾病则指人的某些方面功能处于失常的状态。

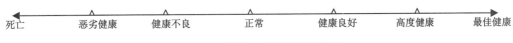

图2-1 健康-疾病连续相模式

健康-疾病连续相表明，无论健康或是疾病都是一种经常变化的状态，任何人任何时候的健康状况都会在此连续相两端之间的某一点上，且时刻都在动态变化之中，如某人某日感觉身心愉悦、精力充沛、办事效率高，其健康状况即偏向健康良好侧；如果某人熬夜，第二天就可能会出现全身不适、头晕目眩或注意力无法集中等情况，此时就会转向健康不良侧；经过身体调整和休息后，不适症状便会消除，精力恢复，故又重新转向较佳的健康一侧。

从健康-疾病连续相可以看出，连续相上的任何一点都是个体身体、心理、社会诸方面功能的综合表现，而非单纯的生理上有无疾病。如一个生理功能正常而有行为紊乱、社会适应不良者，其在连续相上所占的位置更多地偏向于健康不良侧。健康和疾病之间也很难有明显的界线，往往存在过渡形式。如一个人自觉不适，可能是由于劳累、疲乏所致，而并不是患病，但也可能是某种疾病的先兆。如一个早期癌症的患者，肿瘤潜伏在体内并在继续生长繁殖中，但其早期可能毫无症状。护士有效地认识并采用此模式，帮助服务对象明确其在健康-疾病连续相上所处的位置，协助其充分发挥各方面功能，以尽量达到最佳健康状态。

 护士在维持和促进健康中的作用

护士在维持和促进健康中的作用主要表现在以下 3 个方面。

（一）让服务对象了解影响健康的因素

有诸多因素可以影响个体或者群体的健康，为了能有效地维持和促进健康，护士应让患者对影响健康的因素有清楚的认识，主要包括生物学因素、心理因数、环境因素、生活方式和卫生保健设施五个方面（具体内容见健康概述部分的内容）。

（二）为服务对象提供有针对性、形式多样化的健康信息

护士应在护理程序指导下，结合标准健康教育计划，有针对性、分阶段地对服务对象进行健康教育，即根据患者的具体情况，如一般信息（年龄、性别、心理状态、受教育水平、社会关系）以及疾病状况等评估患者对健康知识的要求，有针对性地进行健康教育及计划，避免不看对象、千篇一律、套模板的做法，加强对患者健康教育的力度，特别是对文化程度低的患者及家属，要使用通俗易懂的教育方式，简单明了，使患者能够接受。

（三）指导服务对象采纳健康行为

护士为患者提供有关卫生保健的知识和技能，要强调宣教内容的有效性、专业性，比如在进行有关的药物疗法、仪器等宣教时，应强调安全性、细致性、准确性，使患者能够运用所学知识解决自身的健康问题，从而增加人群的保健能力，如教会妇女乳房自我检查的方法、糖尿病患者自测血糖和尿糖及注射胰岛素方法、教会儿童如何预防近视和正确的刷牙方法等。

第四节 护 理

护理是什么？一代代护理人一直在探索这个问题。护理的定义，随着时代的发展及社会变迁而在不断改变，也因为各人的观点不同而有不同的解释。然而，不论其定义怎么演变，从南丁格尔时代至今，护理目标"协助人们增进健康，并协助解决人们的健康问题"始终未变。护理人员应该对护理及护理专业有较深刻的认识，才能在卫生保健服务体系中承担起自己的责任，才能不断塑造自己的专业特征，从而不断地提高自己的专业素质。

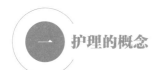

一　护理的概念

护理（nursing），意为抚育、扶助、保护、照顾幼小等。从 1860 年南丁格尔开创现代护理新时代至今，历经 100 多年，护理的内涵和外延都发生了深刻的变化。南丁格尔认为：护理既是艺本，又是科学。她在 1859 年的《护理札记》（*Notes On Nursing*）中写道：护理应从最小限度地消耗患者的生命力出发，使周围的环境保持舒适、安静、美观、整洁、空气清新、阳光充足、温度适宜，此外还要合理地调配饮食。南丁格尔注重从环境方面来定义护理。

韩德森（Virginia Henderson）认为：护士的独特功能是协助患病的或健康的人，实施有利于健康、健康恢复或安详死亡等活动。这些活动，在个人拥有体力、意愿与知识时，是可以完全独立的，护理也就是协助个人尽早不必依靠他人来开展这些活动。护理学家罗杰斯（Rogers）在 1970 年指出：护理是一种人文方面的艺术和科学，它直接服务于整体的人。护理要适应、支持或改善人的生命过程，促进个体适应内外环境，使人的生命潜能得到发挥。美国护士协会（ANA）在 1980 年提出"每个人对自身现存的或潜在的健康问题，必有一定的表现和反应，对这种反应的诊断和治疗即称为护理"。因此，仔细分析这些定义所包含的服务对象、服务场所与服务手段等方面的异同，可反映出护理在不同时期的大致轮廓。

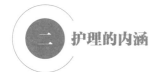

二　护理的内涵

尽管护理在近 100 年来发展迅速，变化很大，然而它所具有的一些基本内涵，即护理的核心却始终未变，具体包括以下 3 个方面。

（一）照顾

无论在何时、无论以什么方式提供护理，照顾是护理永恒的主题，照顾服务对象是护理永远的核心。照顾（或关怀）是一种人性、一种伦理准则，也是护理的本质。护理人员需要关心服务对象在生理、心理、社会等方面的不同需求，帮助人们维持生存，达到独立自主，增强其适应环境的能力，教育和帮助人们形成健康的行为，以达到完美的健康状态。因此，照顾是护理实践的中心，所有的护理工作，都是以照顾为出发点。没有照顾也就没有护理。良好的专业性照顾可以带给人们希望，增进快乐并促进疾病痊愈。

（二）人道

护理人员应是人道主义忠实的执行者。当护理人员在面对患者或服务对象时，首先要求把每一位患者视为具有人性特征的个体及有各种需求的人，从而尊重个体，注重人性，重视个体之间的差异。提倡人道，也要求护理人员对待患者一视同仁，不分高低贵贱，无论贫富与种族，积极救死扶伤，为服务对象的健康服务。

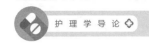

（三）帮助性关系

护理工作是护士和患者或者服务对象之间互动的过程。帮助性关系是护士用来与患者互动以促进健康的手段，同时是一种专业性的互动关系，也是一种相互依赖的关系。护士和患者的关系首先是一种帮助与被帮助的关系，护士作为帮助者处于主导的地位，这就要求护士以自己特有的专业知识、操作技能与技巧及时准确地为服务对象提供帮助与服务，满足服务对象的需求，与患者建立良好的帮助性关系。护士在帮助患者的同时也从不同的患者那里深化了自己所学的知识，积累了工作经验。因此，护士与患者之间的帮助性关系其实也是相互的。

 护理的工作方式

护理的工作方式是指护理人员在对服务对象进行护理时所采用的工作模式。目前临床上主要的护理工作方式包括以下 5 种。

（一）功能制护理

以完成各项医嘱和常规的基础护理为主要工作内容，其工作分配以日常工作任务为中心。这是一种流水作业的工作方法，护士分工明确，易于组织管理，节省人力。但工作机械，较少考虑患者的心理社会需求，护士较难掌握患者的全面情况。

（二）小组护理

以分组护理的方式对患者进行整体护理。护士分为小组进行护理活动，每组分管 10 ~ 15 位患者。由小组长制订护理计划和措施，安排小组成员去完成任务及实现确定的目标。这种护理方式能发挥各级护士的作用，了解患者的一般情况，但护士责任感相对减弱。

（三）责任制护理

由责任护士和辅助护士按照护理程序对患者进行全面、系统和连续的整体护理。其结构是以患者为中心，要求从患者入院到出院对其实行 8 小时在岗、24 小时负责制。由责任护士评估患者情况，制订护理计划和实施护理措施。这种护理方式责任护士的责任明确，能较全面地了解患者情况。但要求对患者 24 小时负责难以实现，文字记录书写任务较大，需要护理人员较多。

（四）个案护理

即由专人负责实施个体化护理，一名护士护理一名患者。适用于危重症患者或某些特殊患者的护理，也适用于临床教学。这种护理方式，护士责任明确，可对患者实施全面细致的护理，满足其各种需求。同时，可显示护士个人的能力，满足其成就感，但耗费人力，且护士只能做到在班责任，无法达到连续性的护理。

（五）整体护理

整体护理是以现代护理观为指导，以护理程序为核心，将临床护理与护理管理的各个环节系统化。整体护理是一种护理行为的指导思想或护理观念，是以人为中心、以护理程序为基础框架，把护理程序系统化地运用到临床护理和护理管理中去的指导思想。整体护理的目标是根据人的生理、心理、社会、文化、精神等多方面的需要，提供适合人的最佳护理。

四 护理学基本概念间的关系

在护理学的学科体系中，人、环境、健康和护理是护理框架的 4 个基本概念，它们密切相关，缺一不可，否则护理不能成为独立的科学，也不能成为一门专业。这四个基本概念的核心是人，即护理实践是以人的健康为中心的活动，护理对象存在于环境之中并与环境相互影响，健康即为机体与内外环境平衡、多层次需要得到满足的状态，同时拥有完整的生理、心理状况和社会适应能力，护理的任务是创造良好的环境并帮助护理对象适应环境，从而达到最佳健康状态。

⟨⋯⟩ 本章小结

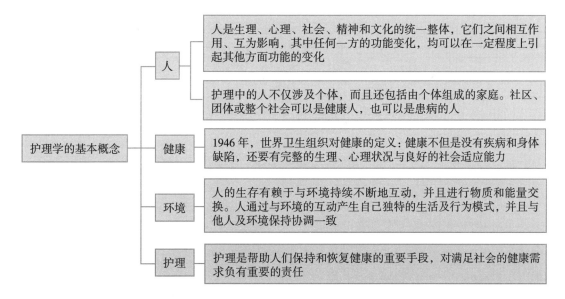

⎘ 思考题

1.请解释人、健康、疾病、环境、护理的概念。

2.影响健康的因素有哪些？护士在维持和促进健康中的作用有哪些？

3.请谈谈你对护理学的 4 个概念及其相互关系的理解。

第三章

护理学的相关理论

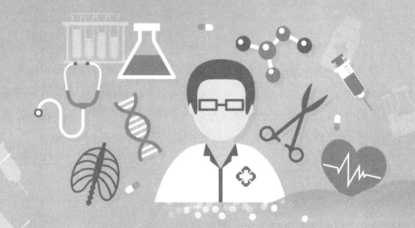

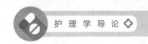

任何一门专业或学科的形成和发展都必须有独特的知识体系作为基础，即学科的理论基础。护理学经历了 100 多年的发展，已初步形成了指导护理实践的理论和知识体系。其中，离不开其他相关学科理论作基础，如系统论、人的基本需要层次理论、压力与适应理论、沟通理论等。这些理论用科学的方法解释护理现象，为护理实践、教学、科研及管理等方面提供科学的依据，统称为护理学相关理论。

第一节 系统理论

1932 年，美籍奥地利人、理论生物学家贝塔朗菲（Bertalanffy）在《理论生物学》中首次使用"开放系统"的概念来描述生命体；1937 年，他提出了一般系统理论原理，奠定了这门科学的理论基础；1968 年，贝塔朗菲发表的专著《一般系统理论：基础、发展和应用》全面总结了他多年来研究一般系统理论的成果。系统理论的出现，使人类的思维方式发生了深刻的变化。人们不仅要认识系统的特点和规律，更重要的是利用这些特点和规律去控制、管理、改造或创造系统，使它的存在与发展更加符合人的目标和需要。自 20 世纪 60 年代以后，系统论的理论与方法被广泛应用于数学、工程技术、生命科学、经济以及社会等众多研究领域。该理论也为护理学的发展奠定了重要的理论基础。

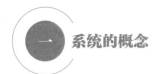 **系统的概念**

系统是由若干相互联系、相互作用的要素所组成的具有一定结构和功能的整体。结构指系统内部各组成要素在空间或时间方面的有机联系与相互作用的方式与顺序，反映系统的内在构成；功能是指系统与外部环境相互联系和作用过程的秩序和能力，反映系统的外在行为。该定义通过系统、要素、结构、功能四个中心词，表明要素与要素、要素与系统、系统与环境三方面的关系。各种系统组成的要素各有不同，具体构成千差万别，但都包含了两部分，一部分是要素的集合，一部分是各要素之间相互关系的集合。

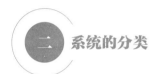 **系统的分类**

不论是自然界还是人类社会，都存在着各式各样的系统，人们从不同角度对它们进行分类。常见的分类方法有以下 3 种。

（一）按人类对系统是否施加影响分类

按人类对系统是否施加影响分类，系统可分为自然系统和人造系统。自然系统是自然形成、客观存在的系统，不具有人为的目的性和组织性，如生态系统、人体系统等。人造系统是指为达到某种目的而人为建立起来的系统，如机械系统、护理质量管理系统等。在现实生活中，大多数系统是自然系统与人造系统相结合的产物，称为复合系统，如医疗系统、教育系统等。

（二）按系统与环境的关系分类

按系统与环境的关系分类，系统可分为开放系统与封闭系统。开放系统是指与外界环境不断进行物质、能量与信息交流的系统，如生命系统、医院系统等。开放系统与环境的联系是通过输入、转换、输出和反馈过程来完成的。输入是指物质、能量与信息由环境流入系统的过程；而由系统流入环境的过程称为输出；转换是系统对输入的物质、能量、信息进行加工、处理、吸收；反馈是系统的输出对系统再输入的影响，即环境对输出的反应。开放系统正是通过输入、输出及反馈与环境保持协调和平衡并维持自身的稳定。封闭系统是指不与周围环境进行物质、能量和信息交换的系统。绝对的封闭系统并不存在，只有相对、暂时的封闭系统。

（三）按系统的运动状态分类

按系统的运动状态分类，系统可分为动态系统与静态系统。动态系统是指系统的状态是随着时间的变化而变化的系统，如生物系统、生态系统。静态系统是指系统的状态不随时间的变化而变化，具有相对稳定性的系统，如建筑物。静态系统只是具有相对稳定性，绝对静止不变的系统是不存在的。

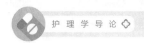

三 系统的基本属性

系统理论是反映客观规律的科学理论，所有系统具有共同的基本特征，它们不仅反映了系统的基本思想，而且也体现了系统方法的基本原则。

（一）整体性

系统理论的核心思想是系统的整体观念。任何系统都是一个有机的整体，它不是各个部分的机械组合或简单相加，系统的整体功能是各要素在孤立状态下所没有的，其整体功能大于系统各要素功能之和。各要素性能好，整体性能未必一定好，不能以局部来说明整体。系统中各要素不是孤立存在着，每个要素在系统中都处于一定的位置，起着特定的作用，提高各要素的素质，充分发挥各要素的作用，可以增强系统的整体功效。

（二）层次性

层次性是系统的本质属性。每个系统可以分为许多比较简单的、相互联系的子系统（要素）。同时，它自身又是更高层次即超系统的子系统（要素）。例如，人是由不同的器官组成的，但人又是家庭的组成部分，即器官是人的子系统，人是器官的超系统，又是家庭的子系统。系统的层次间存在着支配与服从的关系。高层次支配着低层次，对低层次起着主导作用。低层次从属于高层次，它往往是系统的基础结构。

（三）关联性

系统是要素的有机集合，存在于整体中的要素，都必定具有构成整体的、相互关联的内在根据，所以要素只有在整体中才能体现其要素的意义，一旦失去构成整体的根据，就不成为这个系统的要素。系统各要素之间既相互独立，又相互联系、相互制约，其中任何一个要素发生了功能或作用的变化，都会引起其他各要素乃至整体功能的相应变化，影响整体功能的发挥。

（四）动态性

系统是随时间的变化而动态变化的。系统要进行活动，必须通过内部各要素的相互作用，各要素之间不断进行能量、信息、物质的转换，内部结构的不断调整以达到最佳功能状态。同时，系统也与环境进行着物质、能量、信息的交换，以适应环境的变化，维持自身的生存与发展。例如，人体系统内部不断发生着能量、物质的转换，人体系统也在通过新陈代谢与外界环境进行着物质能量的交换。

（五）目的性

每个系统都有明确的目的，不同的系统有不同的目的。系统结构不是盲目建立的，而是根据系统的目的和功能需要，设立各子系统，建立各子系统间的联系，以更好地适应环境，来维持系统内部的平衡与稳定，求得生存与发展。

四　一般系统理论在护理实践中的应用

（一）系统论促进了整体护理思想的产生和发展

系统论能让护士在护理过程中产生整体护理思维。如护理的对象是人，人是一个由多要素组成的系统，当机体的某一器官或组织发生病患，表现出疾病征象时，仅仅提供疾病生理方面的护理是不够的，护理还应提供包含生理、心理、社会等要素的整体性照顾。如生理的疾患会影响人的精神和社会活动，同样来自心理和社会的因素也能对身体的康复产生积极或消极的影响。整体护理思想要求护士在处理患者健康问题时，要以整体为基本出发点，在深入了解、把握整体的基础上，从整体对局部的制约中去认识局部的健康问题，找出解决问题的有效方法。

（二）系统理论是护理程序的基本框架

护理程序是现代护理的核心，包括评估、诊断、计划、实施和评价五个步骤。护理程序可以看成是一个开放系统。输入的信息是护士经过评估后的患者基本健康状况及对疾病的反映、护理人员的知识水平与技能、医疗设施条件等。经过诊断、计划和实施后，输出的信息主要是护理后患者的健康状况。经过评价与预定的目标进行比较，若患者尚未达到预定的健康目标，则需要重新收集资料、修改计划、实施计划直到患者达到预定的健康目标，这是反馈和再输入的过程。

（三）系统理论是护理理论发展的依据

一般系统理论为许多护理理论家所借用，如罗伊的适应模式、纽曼的健康系统模式等。这些护理理论和模式又为整体护理的实践提供了坚实的理论支撑。

（四）系统理论为护理管理者提供理论支持

系统理论为护理管理提供理论支持，医院护理系统可视为医院整体系统的一个子系统，护士和患者是构成该子系统的最基本要素，而护士又在基本要素中起支配、调控作用。患者对护理需求的不断变化，必然对护理的组织形式、思维方式、工作方法提出更高要求。因此，护理管理者在护理管理过程中，要关注系统自身的内部结构，如护理人才的培养、发挥人才优势、妥善处理护患关系等。同时，护理管理者应注意护理系统与医院其他系统的协调，如医疗、医技、行政等部门，加强与各系统的支持、配合与协作，从而使护理系统高效、合理地运行。

第二节　需　要　理　论

人的生存和发展离不开需要的满足，需要与人的活动密切相关，人的活动都直接或间接、自觉或不自觉地为了满足某种需要。

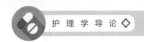

一 需要的概念

"需要"一词,汉语词典定义为个体对事物的欲望或要求。在英语中"需要"一词可以理解为未满足的欲望、要求或由剥夺引起的内部紧张状态,是人对某种目标的渴求或欲望。

护理学家也从护理的角度阐述了需要。南丁格尔认为需要是"新鲜的空气、阳光、温暖、环境、个体的清洁排泄以及各种防止疾病发生的需求。"奥兰多(Orlando)解释是:"需要是个体需求。一旦满足,可消除或减轻不安、痛苦,维持良好的自我感觉,获得舒适感。"罗伊认为:"需要是个体的一种内在要求,激励个体产生一系列的行为反应,从而维持人的完整性。"

二 需要层次理论的发展

19世纪50年代以来,心理学家、哲学家和护理学家等从不同角度探讨了人的基本需要,形成了不同的理论。1943年美国人本主义心理学家、人格理论家马斯洛(Abraham. H. Maslow)发表的"人类动机理论"一文和1954年发表的《动机与人格》一书中,提出人的需要有不同的层次,并论述了不同层次之间的联系,从而形成了人类基本需要层次理论,该理论在护理领域得到广泛的应用。

马斯洛认为,人的需要分为基本需要和特殊需要。基本需要指"在某种可以察觉的程度上由体质或遗传决定的"全人类所共有的需要。特殊需要是人在不同的社会文化条件下形成的各自不同的需要,如饮食、爱好等。当需要得不到满足时,机体内部就会处于焦虑状态,这种焦虑会激发其产生行为动机,导致某种行为的形成。如果某种需要持续处于不能被满足的状态,则将直接影响健康。

三 需要层次理论的内容

马斯洛将人的基本需要按其重要性和发生的先后顺序,由低到高排成5个层次,并形象地用"金字塔"形状来进行描述,形成人类基本需要层次理论(图3-1)。

(一)生理的需要

生理需要是人最基本的需要,包括对食物、空气、水、休息、睡眠、活动、排泄、性的需要。生理需要是人类赖以生存和繁衍的基本需要,这类需要如果不能满足,人类就不能生存。从这个意义上说,它是推动人们行为活动的最强大的动力。马斯洛认为,只有这些最基本的需要达到能够满足维持生存所必需的程度,其他的需要才能成为新的激励因素。

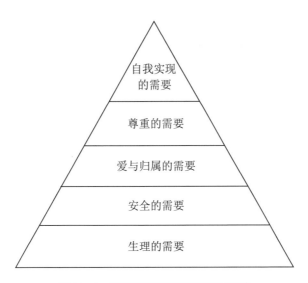

图 3-1 马斯洛的基本需要层次理论

（二）安全的需要

安全需要是指有安全感、生活稳定、希望免于灾难、希望未来有保障等。马斯洛认为，整个有机体是一个追求安全的机体，人的感受器官、效应器官、智能和其他能量主要是寻求安全的工具。安全需要普遍存在于各个年龄期，尤以婴儿期更突出。安全含有生理上的安全与心理上的安全感两层意思。

（三）爱与归属的需要

爱与归属的需要是指个体需要被他人爱和接纳，同时也需要去爱和接纳他人，与他人建立良好的人际关系，产生所属团体的归属感。如渴望得到父母、朋友、同事、上级的爱护、关怀、温暖、信任等，渴望得到亲情、友情和爱情。马斯洛特别强调，人是社会的动物，没有人希望自己过孤独生活，总希望有些知心朋友，有个温暖的集体，渴望在团体中与他人建立深厚的感情，保持友谊和忠诚。若这一需要得不到满足，人便会感到孤独、空虚与绝望。

（四）尊重的需要

尊重的需要是个体对自己的尊严和价值的追求，包括自尊与他尊两个方面。自尊指个体渴求能力、自信。他尊指个体希望受到别人的尊重，得到认可、重视和赞赏。尊重需要是有价值、有能力的体现，从而产生更大的动力，追求更高层次的需要。如果尊重需要不被满足，就会失去自信，怀疑自己的能力和价值，出现自卑、软弱、无能等感受。

（五）自我实现的需要

自我实现的需要也叫自我成就的需要，是指一个人希望充分发挥个人的潜力，实现个人的理想和抱负，并从中得到满足。这种需要可以分为两个方面：一是胜任感，表现为人总是希望干称职的工作，喜欢带有挑战性的工作，把工作当成一种创造性活动，为出色地完成工作而倾注大量的精力；二是成就感，表现为希望进行创造性的活动并取得成功。自我实现的需要是努

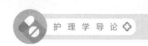

力实现自己的潜力，使自己越来越接近自己所期望成为的人物。

马斯洛指出，只有低一级需要基本满足后，才会出现高一级的需要，也就是说，人的基本需要是由低级向高级发展的，具有连续性。

除了上述 5 种需要，马斯洛后来又在尊重的需要和自我实现的需要之间增加了认知需要和审美需要。人存在一种探究世界的好奇心，试图理解、组织、分析事物，使事物系统化、寻找事物之间的关系和意义的欲望，马斯洛认为这是精神健康的一个标志。同时，马斯洛发现人有对美的需要，而这种需要在每种文化，每个时代都会出现，是人类普遍存在的现象。尽管马斯洛在其需要理论中提到这两种需要也是人类普遍存在的、共有的需要，但认为尚无足够的证据证实它们是人类的基本需要。

 知识链接

凯利希的六层次需要论

1977 年，美国护理学家凯利希（Richard Kalish）在马斯洛基本需要层次论的基础上加以修改和补充，在生理需要和安全需要之间又增加了一个层次，即刺激的需要，包括性、活动、探索、好奇和操纵等。凯利希认为知识的获取是人类好奇心和探索所致，性和活动的需求虽然属于生理的需要，但是这些需要必须等到氧气、水分、食物、休息、排泄等生理需要得到满足后才会寻求。同时，人们往往为了满足好奇心，在探索各项事物的过程中忽略自身的安全。因此，刺激的需要列在生理需要之后，安全需要之前。

四 需要层次理论的基本观点

人类价值体系存在两类不同的需要，一类是沿生物谱系上升方向逐渐变弱的本能或冲动，称为低级需要和生理需要；另一类是随生物进化而逐渐显现的潜能或需要，称为高级需要。在高层次的需要充分出现之前，低层次的需要必须得到适当的满足。

第一，人的需要从低到高有一定的层次性，但不是绝对固定的。

第二，需要的满足过程是逐级上升的。当低层次需要得到满足后，就向高层次发展。层次越高，满足的百分比越小。

第三，人的行为是由优势需要决定的。同一时期内，个体可存在多种需要，只有一种需要占支配地位。但是，优势需要是在不断变动的。

第四，各层次需要互相依赖，彼此重叠。较高层次需要发展后，低层次需要依然存在，只是对人行为影响的比重降低而已。

第五，不同层次需要的发展与个体年龄增长相适应，也与社会的经济与文化教育程度有关。

第六，高级需要的满足比低级需要满足的愿望更强烈，同时，高级需要的满足比低级需要的满足要求更多的前提条件和外部条件。

第七，随着需要的向上移动，各种需要的意义因人而异，并受个人愿望、社会文化影响，也受环境和场合的影响。

第八，人的需要满足程度与健康成正比。在其他因素不变的情况下，任何需要的真正满足都有助于健康发展。

 五 需要层次理论在护理实践中的应用

马斯洛的基本需要层次理论对护理思想与活动有着深刻的影响和指导意义，它让护理工作者认识到，护理人员的任务是认识人的基本需要，帮助人们满足基本需要。即充分认识各类服务对象的需要，明确目前未满足的需要，预测可能出现的需要，从而提供有效的护理措施，帮助其满足需要，以恢复、维持、促进健康。

（一）促进护理理论的发展

护理理论的发展，除了以医学知识为基础外，还深受社会科学、人类学、心理学等领域和学科的影响。例如，在奥瑞姆的自护理论、罗伊的适应模式理论的形成过程中，马斯洛的需要层次理论的观点和思想都为之所借鉴。

（二）指导护士日常工作

马斯洛的需要层次理论可作为护士全面评估护理对象的理论框架。根据这个理论，对健康相关的资料进行系统地收集和整理，使护士能够准确认识、辨别患者的需求，发现患者现存的护理问题，确定解决这些问题的先后顺序，制定合理的护理实施方案，促进患者身心健康，达到预期的护理目的，从而提高整体护理质量。

1.帮助护士识别护理对象未被满足的需要

护士按照需要层次理论可系统地收集护理对象的基本资料，并将资料进行归纳与整理，以识别不同层次尚未满足的需要。通常这些未满足的需要正是护士需要帮助护理对象解决的健康问题。

2.帮助护士更好地领悟和理解护理对象的言行

如患者住院后想家，希望亲友常来探视和陪伴，这是爱与归属的需要；因化疗而脱发的患者，夏天戴帽子或头巾等饰物，是尊重需要的体现。

3.帮助护士预测护理对象即将出现或表达的需要

护士按照需要层次理论对护理对象可能出现的问题采取预防措施，防止问题的发生，以达到预防疾病的目的。如对于长期卧床的患者，护士应采取有效的皮肤护理措施，避免皮肤完整性受损，以有效预防压疮的发生。

4.帮助护士识别护理对象需要的轻重缓急

根据需要层次理论及各层次需要之间的相互影响，判断护理问题的轻、重、缓、急。按其优先次序制订和实施护理计划，并对影响满足的因素，采取有效的护理措施，满足护理对象的各种需要。如对各种大出血的患者，护士工作的重点是满足患者的生理需要。

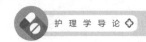

（三）对护理管理的启示

马斯洛的需求层次理论对管理工作具有启发作用，是在研究组织激励时应用最广泛的理论之一。作为护理管理人员，要基本掌握不同科室、不同教育背景的护理人才对需求的认识和需求满足程度的差异性；应根据不同个体的需求，建立灵活的激励机制，为有能力的年轻人提供发展的平台和表现的空间。同时，护理管理者还应在医院护理文化营造和护士价值观引导方面做积极的工作，启发大家向有利于身心健康发展的更高层次的需求努力，使每一位员工不仅敬业爱岗，而且都能在其岗位上发挥各自的潜能。

 ## 六　患者的基本需要

个体在健康状态下，能依靠自己满足基本需要，但在患病时情况就发生了变化。一方面疾病可导致个体某些需要增加，而另一方面个体满足自身需要的能力明显下降。因此，需要护理人员作为一种外在的支持力量，制订和实施相应的护理措施帮助患者满足需要，恢复个体的平衡与稳定。

（一）生理需要

人在健康状态下依靠自己能够满足各种生理需要，但患病时情况发生了变化。如吞咽困难是脑卒中患者常见的症状，摄入不足，可导致营养失调，水、电解质紊乱。另外，此类患者多由于肢体活动障碍而发生便秘，排便用力，腹压增高，也可致颅内压升高，造成病情加重甚至危及生命。

（二）安全需要

患者有吞咽困难及肢体活动受限，故易造成损伤或误吸等生理安全上的意外。同时，初入院的患者共有的心理安全方面的顾虑，如环境的不熟悉、疾病的担忧等使患者的安全感明显降低，他们既要寻求医护人员的帮助和保护，又担心会不会发生医疗护理失误。

（三）爱与归属的需要

在住院期间，患者脆弱的心理在情感上对亲人产生更强的依赖，周围陌生的人和环境，加上对自己病情的担忧，此时的患者显得格外孤独和无助。

（四）尊重的需要

患者因为病情恢复较慢，不仅不能回归到原来的工作中，而且当前自己生活自理都不能完全做到，不仅自身生活质量下降，同时还连累家人，给他们增加负担。患者看不到自身价值，非常自卑，自尊感下降。

（五）自我实现的需要

疾病会造成个体暂时甚至长期丧失某些能力，不得不离开自己的工作岗位，这常使个体陷入失落、沮丧，甚至绝望的情感状态中。这种不良情感会给患者的自我实现造成很大的困难，使个体健康状况进一步恶化。

第三节　压力与适应理论

随着经济发展和人们对物质文化水平要求的提高，人们的工作压力越来越大，尤其是护理工作者，行业趋于年轻化，面对复杂的日常工作和较大的工作强度，护士的工作压力较大。如何快速适应当今社会，如何更好地促进服务对象的身心健康，是每一个护理人员需要深思的问题。因此，学习压力与适应的理论，可以帮助护士进一步认识压力，能够全面评估护理对象所面对的压力，并采取相应的护理措施帮助其避免和减轻压力，提高身心适应能力，促进和维护护理对象的身心健康。

一　压力的相关概念

各个领域对压力的研究不仅关注其生理反应，也包括压力对心理健康方面的影响。因此，在压力的研究中通常包括 3 个方面：压力、压力源及心理生理对压力的反应。

（一）压力

关于压力的概念，不同的学科有不同的解释。如生理学家用血压上升等生理现象来描述压力；心理学家则用焦虑等情绪反应来描述压力。尽管不同的学科对压力研究的侧重点不同，对压力有不同的解释。但目前普遍认为，压力是个体对作用于自身的内外环境刺激做出认知评价后，引起的一系列非特异性的生理及心理紧张性反应状态的过程。

（二）压力源

压力源又称应激源或紧张源，是指能够引起个体压力反应的各种内外刺激因素。按内容压力源可分为 4 类。

1.躯体性压力源

躯体性压力源是指直接作用于躯体的刺激因素，如高温、光线、噪声、电击、毒物等理化因素和细菌、病毒、支原体等生物因素。这些刺激物不仅能够引起躯体的生理反应，同时也会影响人的情绪，导致心理反应。

2.心理性压力源

心理性压力源是指来自人们头脑中的紧张性信息，是最多见的压力来源。一类是个体不切实际的过高期望或不祥预感，如对感情、工作的过度苛求，对他人的过分嫉妒或崇拜依恋，对疾病的过度担忧与恐惧等。另一类源自个体生存在社会中的压力、挫折、烦恼、冲突和人际关

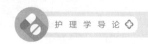

系矛盾、意外事件等，如失业、失恋、被遗弃、财产与安全被威胁等。

3.环境性压力源

环境性压力源是指来自社会、自然环境的刺激因素，可以分为以下两类。

一是社会大环境的变迁与动荡，如战争、政局动荡、社会失控、暴力泛滥等，常牵涉社会的每一个成员。

二是自然环境的重大变化。一类是自然变故事件，如洪水、风暴、地震、泥石流等带来的紧张与恐惧；另一类是人为变故事件，如噪声污染、水污染、空气污染、火灾等给人们带来的刺激。

4.文化性压力源

文化性压力源是指观念、信仰、生活方式、语言、习俗等方面的变动给人带来的刺激。如从农村到城市、出国、从读书到就业等。文化因素是多层次、多侧面的，它使个体面临大量的挑战。

（三）压力反应

压力源作用于个体时，个体出现的一系列非特异性表现称为压力反应。压力反应主要表现在以下5个方面。

1.生理反应

生理反应表现为心率加快、血压增高、需氧量增加、呼吸急促、肌张力增加、免疫力下降、胃肠蠕动减慢等，它是人的本能反应。

2.心理反应

心理反应表现为焦虑、抑郁、否认、压抑、恐惧、挫折、愤怒等。

3.认知反应

轻度压力可使人的注意力集中、分析问题与解决问题的能力得到提升。但是，持续的、强烈的压力可以降低个体的判断与决策能力。

4.行为反应

行为反应表现为下意识过多地重复某些动作、语速增加或迟钝、难以用语言表达、频繁出错、行为混乱或退化等。

5.防御反应

是人在挫折和压力条件下，个体不自觉采用的自我保护方法，其目的在于避免精神上过分的痛苦、不快或不安，这种心理反应大多是在潜意识中进行的，又称心理防御机制。

人们面对压力会出现上述多种表现。根据不同情况下对压力源和压力反应的研究得出以下结论：多种压力源可以引起同一种压力反应；不同的人面对同样的压力源，反应可以是各种各样的；对极端的压力源如灾难事件，大部分人的反应方式是类似的；大多数人都能设法避免外伤、疼痛、过高或过低温度等一般性的压力源；压力反应的强度和持续时间取决于既往的经历和社会交往形态。

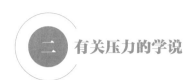

二 有关压力的学说

尽管从人类文明开始，人们就对压力有一定的认识，但有关压力的生理学及社会心理学研究是从 19 世纪中期以后才开始的。特别是自塞里 1950 年提出压力学说以来，压力作为人类全面认识健康与疾病关系的一个重要概念，已成为医学、社会学、心理学、护理学等学科的研究重点，并出现了许多与压力有关的理论及学说，这些学说对指导护理实践具有重要的意义。

（一）塞里的压力学说

汉斯·塞里是加拿大著名的生理、心理学家，他于 20 世纪 40 年代对压力进行了广泛的研究，并于 1950 年出版了第一本专著《压力》（又译为《应激》），其压力理论对压力研究产生了重要影响，被誉为"压力学之父"。他从生理学角度将应激的概念引入生物医学领域，称为"应激状态"，即遭遇紧张刺激因素时机体内部的反应状态。其理论的主要观点包括以下内容。

1. 压力的定义

压力是机体对紧张刺激的一种非特异性的适应性反应。

2. 压力源

压力源是引起机体全身反应的各种刺激物，分为积极压力源和消极压力源两类。积极压力源可以使人精神振奋，增强动力，带来益处；消极压力源常带来悲痛与苦恼，若不及时适当地处理，或者由于刺激过于突然或强烈，超过机体的应对和适应能力，则导致疾病。

3. 压力反应

塞里认为不管刺激的种类是什么，在人体的全身会显示出同样类型的症状和体征，塞里称此反应为"全身适应综合征"（general adaptation syndrome，GAS），此综合征包括警觉期、抵抗期与衰竭期 3 个阶段（图 3-2）。

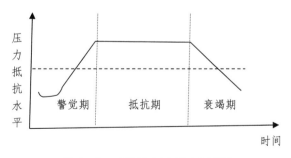

图 3-2 塞里的压力反应示意图

（1）警觉期。当人体受到伤害性刺激之后，会产生一系列生理、生化的变化，以唤起体内的整体防御能力，亦称为动员阶段。此阶段出现以交感神经兴奋为主的改变，主要表现有肾上腺素分泌增加、心率和呼吸加快、血压增高、出汗、手足发凉等。此时，全身血液优先供应到

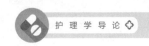

心、脑、肺和骨骼肌系统，以确保机体处于战备状态。

（2）抵抗期，也称适应期。此阶段若压力源持续存在，生理和生化改变将继续，出现以副交感神经兴奋为主的改变。该阶段的特点是人体抵抗力明显增强，若生理和心理功能趋于平稳，则机体对压力源开始逐渐适应。但如果人体继续处于有害刺激作用下，或者压力源的刺激强度过大、刺激时间过久，超过机体的适应能力，人体会丧失所获得的抵抗能力而进入下一个阶段。

（3）衰竭期。如果压力源依然持续，人体消耗增加，抵抗资源渐趋匮乏，此时，易出现各种身心疾病、严重功能障碍，导致全身衰竭，甚至面临死亡。

4.压力与疾病的关系

塞里认为，在任何疾病过程中，不论其原因是什么，都是压力在起作用。适当的压力是维持人体正常的生理和心理功能的必要条件，有助于提高人体的适应能力。但压力如长期作用于人体，则会削弱心理健康，影响人体功能，导致身心疾病。

塞里的研究侧重于压力状态下的生理反应。继塞里之后，以拉扎勒斯和霍姆斯为代表的学者对压力的研究突破了压力的生理方面，而是扩展到心理、社会方面。

（二）拉扎勒斯的压力与应对模式

拉扎勒斯（Richard S. Lazarus）是美国著名的心理学家，压力理论的现代代表人物之一。他从20世纪60年代开始对压力进行心理认知方面的研究，提出了压力与应对模式。

拉扎勒斯认为压力是人与环境相互作用的产物，当人对内外刺激做出判断，认为它超过自身的应对能力及应对资源时，就会产生压力。他强调个体对事件的主观评估和压力事件的蓄积，在日常生活中虽不引起急剧变化，但若持续，对健康的影响也是非常重要的。如果这种持续性的状态和压力超过个人具备的适应能力，就会引发身心疾病。相反，如果在日常生活中能够得到心理满足，情绪高涨，则具有缓解压力的作用。拉扎勒斯对压力研究的贡献在于突出了认知评价这一心理中介因素的重要性。认知评价与个体自身的价值观、道德观、性格特征、身体状况、年龄、性别、知识经验、能力甚至社会关系、经济实力等因素有关。因此，提高个体各方面的素质，有利于正确地认知评价，减缓压力对身心的损害。

（三）霍姆斯和拉赫的生活事件与疾病关系学说

1967年，美国精神病学家托马斯·霍姆斯（Thomas Holmes）和拉赫（Richard Rahe）开始对压力进行定量研究，他们将生活中对人的情绪产生不同影响的事件称为生活事件，提出了生活事件与疾病关系的学说。在研究的过程中，他们发现生活事件是需要生理和心理双方面都进行适应的压力。个体在适应生活事件时，需要消耗较多的能量以维持人体内部的恒定状态。如果个体在短期内经历较多的生活事件，引起了机体的剧烈变化，机体本身就会因过度消耗而容易导致疾病。

霍姆斯和拉赫将人类的主要生活事件归纳为43种，用生活变化单位（life change unit，LCU）来表示每一生活事件对人影响的严重程度，编制了社会再适应评分量表（social readjustment rating scale，SRRS），见表3-1。

表 3-1 社会再适应评分量表

序号	生活事件	生活变化单位
1	丧偶	100
2	离婚	73
3	夫妻分居	65
4	入狱	63
5	家庭成员死亡	63
6	受伤或患病	53
7	结婚	50
8	被解雇	47
9	复婚	45
10	退休	45
11	家庭成员患病	44
12	怀孕	40
13	性生活问题	39
14	家庭添员	39
15	职责调整	39
16	经济情况的改变	39
17	好友死亡	37
18	工作性质的改变	36
19	夫妻不和睦	35
20	借贷 1 万元以上	31
21	丧失抵押品的赎取	30
22	工作职责变动	29
23	子女离家	29
24	姻亲间的不愉快	29
25	个人的突出成就	28
26	配偶开始上班或失业	26
27	开始上学或终止学业	26

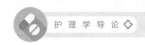

序号	生活事件	生活变化单位
28	生活条件的变化	25
29	个人习惯的改变	24
30	与上司发生矛盾	23
31	工作时数及条件变化	20
32	搬家	20
33	转学	20
34	娱乐方式的改变	19
35	宗教活动的改变	19
36	社交活动的改变	18
37	借贷 1 万元以下	17
38	睡眠习惯的改变	16
39	家人团聚次数的改变	15
40	饮食习惯改变	15
41	休假	13
42	圣诞节	12
43	轻度违法事件	11

社会再适应评分量表于 1976 年发表后，主要用于收集个体在近 1 年内经历的生活事件数目，用量化方式评估其生活变化的程度，以推断个体罹病的概率。霍姆斯和拉赫通过对美国 5 000 多人的调查发现，生活变化单位与疾病发生密切相关，若人们 1 年内的生活变化单位不足 150 分，提示下一年基本健康；若生活变化单位为 150 ~ 300 分，提示翌年有 50％的概率可能患病；若生活变化单位累计超过 300 分，提示翌年患病的可能性为 70％。与生活事件明显相关的疾病有心肌梗死、猝死、脑卒中、运动损伤、结核病、工伤事故、白血病、糖尿病等。

霍姆斯强调，使用社会再适应评分量时要注意事件发生与起病相距的时间以及事件对人影响的性质。社会再适应评分量中包含有良性的、期望的事件，如结婚、休假等，但也有不期望的事件，如死亡、监禁等。霍姆斯认为，不管是期望还是不期望的事件都与疾病的发生有关，评定的重点在于生活事件本身对当事人情绪变化的影响。

但霍姆斯和拉赫的研究忽视了个体差异的影响，因为生活事件只是环境中的诱发因素，个体是否真正出现心理问题，还取决于个体对同一生活事件的不同认知评价。

 **适应理论**

（一）适应的概念

适应是生物体调整自己以适应环境的能力，或促使生物体更能适于生存的过程。塞里对适应的描述为：适应最大的能力，就是使任何复杂的生活都变为可能。它是人体内环境恒定的基础，也是对抗压力的基础，很可能就是最明显的生命特征。

人体在处理来自内外环境的压力性刺激时，适应是其应对压力的最终目标，否则将对个体的健康乃至生存产生不同程度的影响。

（二）适应理论

适应理论又称为生存论或优胜劣汰，最早可以追溯到19世纪30年代科学家查尔斯·达尔文研究的有机体及其栖息地之间建立了固定的关系。机体为了适应环境的变化，随着时间的推移要不断调整相应的能力。当栖息地变化时，机体可以选择去寻找与原来相似的栖息地去生活，或通过改变基因来适应新的环境，才会一代代地存活下来，否则只能等待灭绝。

1964年，美国著名的心理学家哈里·赫尔森（Harry Helson，1898—1977）在其出版的《适应水平理论》中指出：个体对外界刺激的判断，是根据适应水平所做的一种相对的判断。适应水平与个体所要立即反应的刺激本身、刺激背景以及过去对同类刺激的经验等因素相关。适应水平理论原本用于解释感觉的适应，后来逐步引申到解释社会态度与态度改变等问题。

1964年，美国著名的护理理论家卡里斯塔·罗伊（Roy·C）在她的硕士毕业论文中提出了适应模式。1970年，罗伊在《护理瞭望》上发表了她的适应模式的概念框架，得到护理界的广泛关注。罗伊将人视为一个整体适应系统，将人的生命过程视为是对内外环境各种刺激的适应过程，护理的目的就是要促进人的适应性反应和提高人的适应性，从而提高人的健康水平。

（三）促进适应的方法

适应是机体维持内在平衡和抵抗压力源的基础。适应的过程中机体要在躯体、智力和情绪等方面对环境做出反应。通常将人类的适应分为生理的、心理的、社会文化的和技术的4个层次。除了生理适应是非人为的自然变化过程之外，个体可以根据外界环境的变化相应调整自己，利用个人具有的心理、行为和社会的资源对应激源加以处置，加强压力的防御策略，促进机体对环境的适应。

 压力与适应理论在护理实践中的应用

在日常工作中，住院患者和护士同样面临着压力与适应，压力对健康有着双向性的影响，

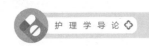

过大的压力有损健康，而适当的压力有利健康。因此，学习压力与适应理论，可以帮助患者及护士提高自身适应能力，维护身心健康。

（一）护理对象的压力与应对策略

研究证明，个体在遇到任何压力源时，都会采用各种方式去应对，其目的是适应它，如果适应成功，就会保持或恢复其内环境的稳定；如果适应不成功，则会产生各种身心反应，甚至疾病，而疾病又将成为新的压力源，影响服务对象的身心健康。因此，护理人员需了解服务对象压力源的种类、性质、强度、频率、持续的时间、个体的先天素质、经历、知识、能力及社会环境等。

1.住院患者常见的压力源

（1）陌生的环境。患者对医院环境的陌生，饮食的不习惯，对医护人员的不熟悉，对住院的作息制度不适应等。

（2）疾病的威胁。患者感受到严重疾病造成的威胁，担心可能患了难治或不治之症，或即将手术，有可能致残等。

（3）与外界隔离。患者与所熟悉的家庭环境、工作环境隔离，失去重要的社会角色，不能与家人和朋友谈心，与病友、护士之间缺乏沟通而不被医护人员重视等。

（4）自尊丧失。患者因疾病而丧失自理能力，需由他人照顾，不能独立完成沐浴、穿衣、进食、如厕等日常活动，且必须卧床休息，不能按自己的意志行事等。

（5）缺少信息。患者对诊断、检查、治疗及护理措施不清楚，对一些医学术语不理解，提出的问题得不到满意的解答等。

2.帮助患者应对压力的策略

（1）评估患者存在的压力源和压力反应。协助患者找出压力源，了解其压力反应的程度、持续时间、过去的应对方式及可以得到的社会支持，以便采取积极有效的应对措施。

（2）帮助患者适应医院环境。护士应尽量为患者创造舒适、优美的物理环境和愉快轻松的人文环境，以减少患者因环境的改变产生心理压力。主动热情地接待患者，介绍主治医生、护士、同室病友及医院的环境和有关规章制度，减轻患者的陌生感和孤独感。

（3）满足患者的需要。服务对象有着基本需要，护士需了解患者各方面的需要，在各种护理活动中满足患者的需要，能减轻患者心理压力，可消除其紧张、抑郁、焦虑、恐惧等消极情绪，使其更好地接受治疗及护理。

（4）协助患者建立良好的人际关系。鼓励患者与医护人员及同室病友交往，融洽相处，动员家属及社会支持系统的关心和帮助，使患者感到周围人对他的关爱和重视，从而达到心理平衡、心情愉悦。如组织慢性病和肿瘤患者参加有关康复团体等。

（5）向患者提供有关疾病的信息。护士应及时向患者提供有关疾病的诊断、治疗、护理、预后等方面的信息，减少患者由于疾病而产生的恐惧和焦虑，增加患者的自控能力和心理安全感，使患者发挥自己的主观能动性，更好地配合治疗及护理。

（6）协助患者保持良好的自我形象。患者因疾病的影响，自理能力下降，如有些危重患者连最基本的饮食、洗漱等都不能正常进行，活动也受到限制，这样往往会使患者失去自我而自卑。护士应尊重患者，用温和的态度与其沟通，协助患者生活护理，保护他们的隐私，保持患者整洁的外表，改善自我形象，从而恢复自尊和自信。

（7）锻炼患者的自理能力。自理是心理健康的一个重要标志，也是减少心理压力的一个重要内容。护士应使患者了解自理的重要意义，使患者尽可能参与自己的治疗及护理，尽量达到最大限度的自理，以恢复患者的自尊心、自信心、自我控制感和价值感。

（二）护士的压力与应对策略

1.护士的压力

护理是卫生保健行业中压力最大的职业之一。护理工作是一种需要体力及脑力相结合的双重劳动。护士在工作中不可避免地会遇到各种压力源，情绪低落，产生职业倦怠，表现为躯体、情绪和行为的异常，严重时可影响护士的身心健康与工作质量。护士的压力源主要表现在以下几个方面。

（1）不良的工作环境。医院作为诊治疾病、提供医疗卫生保健服务的医疗机构，许多有毒的致病因子，如细菌和病毒、核辐射的威胁、拥挤的工作空间及令人不愉快的气味，都是护士不得不面对的工作环境。

（2）紧急的工作性质。护士工作事关服务对象的生命与健康，护士在工作中经常面临各种困境，如急危重症抢救与监护、生离死别、新技术的开展以及各种疾病的威胁等，这些都注定了护理工作的紧张忙碌和责任重大。

（3）沉重的工作负荷。由于人们对医疗卫生服务的需求日益增长，而在各级各类医疗机构中护士数量普遍不足，护士的工作负荷越来越大，加上频繁倒班，尤其是夜班，扰乱了人的正常生理节律，对护士的身心、家庭生活和社交活动都产生了不良的影响。

（4）复杂的人际关系。医院是一个复杂多变的环境，护士面对的是经受疾病折磨、心理状态和层次不同的患者，要应对患者及家属焦虑、恐惧、悲伤、愤怒等情绪变化，必将增加护士的心理压力。同时，医护关系也是主要的压力源，由于社会上部分人仍存在重医轻护的心理，认为护士只是医生的助手，使护士对自身的价值产生怀疑。同时，工作中医护协调上的冲突，也会使护士产生压力。

（5）高风险的工作性质。护士的职责和基本任务是满足患者的各种需要，减轻患者的痛苦，帮助患者恢复健康，在紧张的工作环境中担心出事故也是护士的工作压力源之一。护士在工作中如果出现差错事故，如打错针、发错药等，不仅会威胁到患者的身心健康，而且护士也必须为此承担相应的责任，这种高风险也给护士带来很大的心理压力和工作压力。

2.护士工作压力的应对策略

要做到有效应对护士的工作压力，应从各级管理阶层的支持和个人应对两方面考虑。只有双管齐下才能有效地减轻护士的工作压力，预防和缓解护士的工作疲怠感。

（1）各级管理阶层的大力支持。各级管理阶层应充分意识到护士的工作压力对护理工作产生的不利影响，应采取措施减轻护士工作压力，切实落实护士编制，保证护士福利待遇，落实支持保障措施，同时要求加大护理培训力度。根据实际需要开展新护士规范化培训、专科培训、管理培训和创新能力培训。另外，医院应根据实际情况，制订长期、短期抗职业倦怠干预培训，帮助个体构筑预防职业倦怠体系，从职业素质、身体素质、心理素质等方面促进护理队伍的群

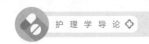

体成长。

（2）护士个体的应对方法。积极应对工作压力、预防职业疲溃的发生，是每一位护士都应该具备的基本素质。护士可采取以下措施应对压力。

明确自身价值，正确认识压力：护士应充分了解自我，树立正确的职业观，设立现实的期望和目标，掌握必要的心理健康知识，树立客观的职业观，对工作压力进行积极的评估，树立"适度的压力是有好处的"观点，充分了解自我，设立现实的期望和目标。

挖掘护理工作的积极面：一个人如果仅把工作作为谋生的手段而体验不到工作的任何乐趣和成就感，则极易产生工作疲溃感。护理人员可通过科研创新提高护理工作效率、通过及时发现病情变化挽救患者的生命、通过精心的护理获得患者的好评、通过细致的健康教育取得患者的信任等，使自己体验到护理工作的社会价值及意义，由此产生一种自尊感、崇高感和使命感。只有这样，才会对护理工作产生动力，才会乐意为这个平凡而伟大的事业付出，也才能达到自我实现。

采用放松技巧：护士应合理地安排工作及生活，培养一些轻松、健康的兴趣与爱好，在工作之余得以放松。在面临压力时，可采用适宜的自我调节的方法，如练瑜伽、按摩、听音乐、散步、阅读、应用心理暗示法等，还可进行反思性学习，善于总结有效的压力应对技巧。

动用社会支持系统：在面临压力时积极疏导不良情绪，寻求必要的帮助，利用各种社会支持系统来减少压力对健康的损害，如向亲属、朋友、同事倾诉等。

第四节　成长与发展理论

人的生命过程主要体现在人的成长和发展方面。人在每一个成长发展阶段都有不同的特点和需要解决的特殊问题。护理的服务对象涉及各个年龄阶段的人。因此，护理人员应该了解不同年龄段个体的发展特点，明确不同年龄段的基本需要，从而为护理对象提供全方位的整体护理。有关人的成长与发展的理论很多，现介绍护理领域中应用比较广泛的成长与发展理论。

 成长与发展理论概述

（一）成长

成长是指身体或器官体积的增大，是细胞增殖的结果。成长是可测量和可观察到的，如身高、体重、骨骼的变化等均为人体成长的客观指标。

（二）发展

发展是个体随年龄增长及与环境间的互动而产生的身心变化过程，是能力的增长。发展在人的一生中是持续进行的，它不仅包括生理方面的变化，还包括心理及社会方面的适应与改变。发展是学习的结果和成熟的象征，往往不易用量化指标测量。

人的成长与发展是一个自然变化的过程，包含生理、心理、认知、道德等方面，其诸多内容均作为衡量个体是否健康的重要参考。

 ## 弗洛伊德的发展心理学理论

西格蒙德·弗洛伊德（Sigmund Freud，1856—1939）是奥地利著名的精神病科医生和心理学家，被誉为"现代心理学之父"。弗洛伊德通过精神分析方法观察人的行为，创立了性心理学说。弗洛伊德性心理学说包含三大理论。

（一）弗洛伊德的意识层次理论

弗洛伊德认为意识是有层次的，包括意识、前意识和潜意识三个层次，就像深浅不同的地壳层次，故称之为精神层次。人的心理活动有些是能够被自己觉察到的，只要个体集中注意力，就会发觉内心不断有一个个观念、意象或情感流过，这种能够被自己意识到的心理活动被称为意识。而一些本能冲动、被压抑的欲望或生命力却在不知不觉的潜在境界里发生，因不符合社会道德和本人的理智，无法进入意识被个体所觉察，这种潜伏着的无法被觉察的思想、观念、欲望等心理活动被称为潜意识。潜意识是心理的深层基础和人类活动的内驱力，它决定着人的全部有意识的生活，人的言行无不受其影响。前意识介于意识与潜意识之间，一些不愉快或痛苦的感觉、意念、回忆常被压存在前意识这个层次，一般情况下不会被个体所觉察，但当个体的控制能力松懈时，比如，醉酒、催眠状态或梦境中，偶尔会出现在意识层次里，让个体觉察到。

（二）弗洛伊德的人格结构理论

弗洛伊德认为人格结构由本我、自我、超我三部分组成。

1.本我

本我即原我，是原始的、与生俱来的，是人出生时人格的唯一成分，也是建立人格的基础。它包含生存所需的基本欲望、冲动和生命力。它不理会社会道德、外在的行为规范，唯一的要求是获得快乐，避免痛苦，遵循"享乐原则"。本我的目标是求得个体的舒适、生存及繁殖，它是无意识的，不被个体所觉察。

2.自我

自我是意识结构部分，是通过后天的学习和对环境的接触发展起来的，是人格中较具理性及策略的部分，遵循"现实原则"，它既是从本我中发展出来，又是本我与外部世界的中介。

3.超我

超我是个体在成长过程中将道德规范、社会及文化环境的价值观念内化而形成的，遵循"道德原则"，其功能主要为监督、批判及约束自己的行为。超我的特点是追求完美，所以它

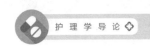

与本我一样是非现实的，超我大部分也是无意识的，超我要求自我按社会可接受的方式去满足本我。

弗洛伊德认为，本我的目的在于追求快乐，自我的目的在于追求现实，超我的目的则在于追求完美。在通常情况下，本我、自我和超我是处于协调和平衡的状态，从而保证了人格的正常发展，如果三者失调乃至破坏，就会产生心理异常，导致精神疾病。

（三）弗洛伊德的人格发展理论

弗洛伊德认为人格发展的内在动力是"性本能"，即某些特定器官会出现性感官的能量，又称"原欲"。由于弗洛伊德的人格发展理论主要强调性的概念，人们认为他是泛性论者，因此，人格发展理论又被称为性心理发展理论。该理论认为，人格的发展经历5个可重叠的阶段，每个阶段的"原欲"会出现在身体的不同部位，如果需求不能得到满足，则会出现固结，即人格发展出现停滞，可能产生人格障碍或心理问题，并影响下一阶段的发展。其中前3个阶段是人格发展的关键期。

1.口欲期（0～1岁）

弗洛伊德认为"原欲"的发展是从嘴开始的，此期"原欲"集中在口部。婴儿专注于与口有关的活动，通过吸吮、吞咽、咀嚼等与口有关的活动获得快乐和安全感。如果口部的欲望得到满足，则有利于情绪及人格的正常发展；如果不能得到满足或过于满足，则会产生固结现象，形成以自我为中心、过度依赖、悲观、退缩、猜疑等人格特征，并可能出现以后的吮手指、咬指甲、饮食过度、吸烟、酗酒和吸毒等不良行为。此期经由口部所得到的经验，是人格发展的基础。

2.肛门期（1～3岁）

此期"原欲"集中在肛门区。这时儿童肛门括约肌的神经系统已经达到一定程度的成熟，儿童通过排泄所带来的快感和对排泄的控制获得满足感。此期是训练儿童大小便习惯的时期，如果父母对儿童的大小便训练得当，则会使其养成清洁、有序的习惯，学会控制自己，并为以后的人际关系奠定基础；如果训练过早过严，则会形成洁癖、吝啬、固执、冷酷等人格特征；如果训练过松，则会形成自以为是、暴躁等人格特征。

3.性蕾期（3～6岁）

此期"原欲"集中在尚未发育的生殖器。儿童通过玩弄生殖器获得快感，并察觉到性别差异，恋慕与自己性别相异的父母，出现恋母（父）情结。儿童在此期为博得异性父母的欢心，转而努力认同与自己同性别的父母，进而发展出性别认同。此期固结会造成性别认同困难或由此产生其他的道德问题，恋母（父）情结会固结在潜意识中成为以后心理问题的根源。

4.潜伏期（6～11岁）

此期儿童早期的性欲冲动被压抑到潜意识中，儿童的兴趣从自己的身体和对父母的感情转移到外界环境，把精力投入到学习、游戏及各种智力和体育活动上，愉快感来自对外界环境的体验，喜欢与同性别的伙伴一起玩游戏或活动。如果此期顺利发展，可获得丰富的人际交往经验，促进自我发展；否则，此期固结，会形成强迫性人格。

5.生殖期（11岁或13岁开始）

此期伴随着荷尔蒙的改变，"原欲"重新回到生殖器，注意力开始转向年龄接近的异性，逐渐培养独立性和自我决策的能力，性心理的发展趋向成熟。此期发展不顺利则难以建立融洽的两性关系或可能形成病态人格。

（四）弗洛伊德的发展心理学理论在护理中的应用

弗洛伊德的发展心理学理论仅从生物学的角度解释人的心理发展，强调了儿童早期经验对人格发展的决定性影响。护士正确理解和评估不同发展阶段个体的发展特点和潜在的心理需求，对患者的异常人格给予恰当的解释和预见性的干预，可促进服务对象健康人格的发展。该理论还有助于护士认识到潜意识对情绪和行为的支配作用，有助于护士正确分析患者人格特征的形成原因，有针对性地帮助患者增强自我协调能力，调整混乱的人格结构，化解各方面矛盾，重建健康生活的信心。

 三 艾瑞克森的心理社会发展学说

艾瑞克森（Erikson，1902—1994）是美国哈佛大学的精神分析医生，也是美国现代最有名望的精神分析理论家之一，他是弗洛伊德的学生。1950年，他根据自己的人生经历及多年从事心理治疗的经验，在弗洛伊德性心理发展学说的基础上，提出了解释整个生命历程的心理社会发展学说。

艾瑞克森的理论强调文化及社会环境在人格或情感发展中的重要作用。他认为人的发展包括生物、心理及社会三个方面的变化过程。艾瑞克森的理论贯穿了整个生命过程，此过程由8个发展阶段组成，分为婴儿期、幼儿期、学龄前期、学龄期、青春期、青年期、成年期和老年期。每一时期都有一个主要的心理社会危机需要面对，危机就是个体逐渐成熟的自我与社会之间的一种普遍冲突。危机处理得好与不好将导致正性或负性的社会心理发展结果。

（一）艾瑞克森的心理社会发展学说的主要内容

1.婴儿期（0～18个月）

此期发展的危机是信任对不信任。婴儿的信任感是发展健全人格最重要的因素，对婴儿期的信任感发展有重要影响的人是母亲或母亲的代理人。婴儿期顺利发展的结果是建立信任感，表现为信赖他人、乐观、有安全感、愿意与他人交往以及对环境和将来有信心，形成有希望的品质；如果发展障碍，将出现对他人的不信任感、焦虑不安和退缩等人格特征。

2.幼儿期（18个月～3岁）

此期发展的危机是自主对羞怯或疑虑。幼儿期的发展任务是适时地学到最低限度的自我照顾及自我控制的能力，获得自主性。此期父母应注意用温和、适当的方式训练儿童，促使其按社会规范约束自己的行动；反之，如果父母溺爱和过度保护孩子，或要求过分严厉和不切实际，对其自主行为进行否定、嘲笑、斥责和限制等，则会使儿童感到羞愧和疑虑。此期如果发展顺利，婴幼儿会产生自信和自主性，形成有意志的品质；如果发展障碍，会出现缺乏自信、怀疑自己的能力，过度自我限制或顺从、任性以及反抗等人格特征。

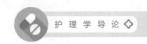
3.学龄前期（3～6岁）

此期发展的危机是主动性对内疚，学龄前期的发展任务是获得主动性，体验目标的实现。艾瑞克森认为，此期的家庭或幼儿园教育应以游戏为主，在游戏中发展儿童的感官，激发智力，培养社会适应能力。学龄前期顺利发展的结果是能主动进取，有创造力，形成有目标的品质。如果发展障碍，会表现为缺乏自信、悲观退缩、害怕做错以及无自我价值感等人格特征。

4.学龄期（6～12岁）

此期发展的危机是勤奋对自卑，学龄期的发展任务是获得勤奋感。此期儿童开始接受正规的学校教育，主要精力集中于学习文化知识和各种技能，学习与同伴合作、竞争和遵守规则。活动场所包括家庭、学校和社区等。学龄期是养成有规律的社会行为的最佳时期。此期儿童在学业上的成功体验会促进勤奋感的建立；反之，如果失败的体验多于成功，则会产生自卑感。学龄期顺利发展的结果是学会与他人竞争、合作、守规则，形成有能力的品质。如果发展障碍，儿童会出现自卑、缺乏自信等人格特征。

5.青春期（12～18岁）

此期发展的危机是自我认同对角色混乱，青春期的主要发展任务是建立自我认同感。自我认同是人格上自我一致的感觉，青少年需要从周围世界中明确自己的社会角色，选择人生的目标。此期顺利发展的结果是能接受自我，有明确的生活目标，并为设定的目标而努力，形成忠诚的品质；如果发展障碍，会产生认同危机，即个人在自我认同过程中，心理上产生的危机感，导致角色混乱，迷失生活目标，甚至出现堕落或反社会的行为。

6.青年期（18～35岁）

此期发展的危机是亲密对孤独，青年期已经建立了自我认同感，形成了独立的自我意识、价值观念及人生目标，此期的主要发展任务是发展与他人的亲密关系，承担对他人的责任和义务，建立友谊、爱情和婚姻关系，从而建立亲密感。青年期顺利发展的结果是有美满的感情生活、有亲密的人际关系、具有良好的协作精神、形成爱的品质，并为一生的事业奠定稳固的基础。

7.中年期（35～65岁）

此期发展的危机是创造对停滞，中年期的主要发展任务是养育下一代，获得成就感。在前几期顺利发展的基础上，成年人建立了与他人的亲密关系，关注的重点扩展到整个家庭、工作、社会以及养育下一代，为社会创造物质和精神财富。同时，中年人知识和社会经验的积累日益增多，对问题的认识有一定的深度和广度，不再为表面现象所迷惑，遇事沉着冷静、脚踏实地、满怀信心地创造未来。

对中年期的发展有重要影响的人是配偶和同事。此期顺利发展的结果是用心培养下一代，热爱家庭，有创造性地努力工作并形成关心他人的品质，如果此期发展障碍，或前几期的发展不顺利，则可能出现停滞不前的感觉，表现为过多关心自己、自我放纵和缺乏责任感。

8.老年期（65岁以上）

此期发展的危机是完善对绝望，老年期的主要发展任务是建立完善感。此期人体各个器官逐渐老化，功能下降，部分老年人体力和健康状况不佳，如果再丧失了配偶和朋友，容易出现抑郁悲观以及失落等情绪。老年期发展顺利会对自己的人生产生完美无憾的感觉，表现为乐观、满足和心平气和地安享晚年，形成有智慧的品质；如果发展障碍，则会感到痛苦与绝望。

（二）艾瑞克森的心理社会发展学说在护理实践中的应用

运用艾瑞克森学说，有助于护士了解人的生命全过程的心理社会发展规律，使护士识别不同阶段的人所面临的发展危机及其发展的结果，更好地理解不同年龄阶段的人格和行为特点，从而采取不同的护理方式，帮助护理对象顺利解决各发展阶段的危机。

1.婴儿期

满足患者的各种需求，多抚摸和抱起婴儿，减轻疼痛，给予抚慰，从而促进信任感的形成。

2.幼儿期

鼓励儿童自理和自己做决定，并给予一定的奖励。

3.学龄前期

为住院儿童提供各种活动的机会，接受儿童的合理要求，耐心聆听儿童的想法，鼓励有益的自主活动。

4.学龄期

鼓励患者做自己力所能及的事情，帮助其在住院期间继续完成学业。

5.青春期

尊重患者隐私，协助其维持良好的形象，创造与同龄人交流、娱乐的机会，鼓励患者表达自己的想法。

6.青年期

帮助患者保持与外界的联系，避免孤独感，在生活上给予一些合理可行的指导和建议。

7.中年期

协助患者尽快适应角色，避免角色冲突，给予更多的情感支持，对个人成绩予以肯定。

8.老年期

鼓励患者与人交往，积极参与活动，注意安全，避免发生意外，耐心聆听患者对往事的回忆，并给予肯定。

 ## 四　皮亚杰的认知发展学说

皮亚杰（Jean Piaget）是瑞士一位杰出的心理学家和哲学家，他通过对儿童行为的仔细观察提出了认知发展学说。他认为儿童的认知发展并不是由教师或父母传授给儿童，而是通过儿童与环境相互作用，经同化和顺应两个基本认知过程而形成。每个人都有一个原有的认知结构，又称为基模。当个体面临某个刺激情境或困难情境时，个体企图用原有的认知结构去解决，这种认知经历称之为同化。若原有认知结构不能对新事物产生认知，个体只有通过改变或扩大原

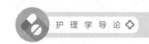

有的认知结构，以适应新的情况，这种认知心理历程称顺应。

（一）皮亚杰的认知发展学说的主要内容

皮亚杰将认知发展过程分为4个阶段。

1.感知运动阶段（0～2岁）

这一阶段是思维的萌芽期，是以后发展的基础。皮亚杰认为这一阶段的心理发展决定着未来心理演进的整个过程，包括6个时期：反射练习时期（0～1个月）；动作习惯和知觉形成时期（1个月～4或5个月）；有目的动作形成时期（4或5个月～9个月）；手段与目的的分化并协调时期（9个月～11或12个月）；感觉动作智慧时期（11或12个月～18个月）；智慧的综合时期（18个月～2岁），这个阶段的突出特点是认识离不开动作。

2.前运算阶段（2～7岁）

这一阶段又称前逻辑阶段，由于语言的出现和发展，这时儿童开始以符号作为中介来描述外部世界，重现外部活动，进行表象思维。

3.具体运算阶段（7～11岁）

在这个阶段，儿童已有了一定的逻辑思维。但思维离不开具体事物的支持，不能组成一个结构完整的整体。因而，这一阶段最重要的特点是思维离不开具体事物。

4.形式运算阶段（12岁以后）

这一阶段的儿童已能摆脱具体事物的束缚，对内容和形式进行区分和进行命题思维。这是与成人抽象逻辑思维接近的、达到成熟的思维形式，具有更大的灵活性。

（二）皮亚杰的认知发展学说在护理实践中的应用

皮亚杰的认知发展理论有助于护理人员了解不同发展阶段儿童的思维和行为特点，采取他们能够接受的语言和沟通方式，使他们自觉配合以及参与各项护理活动。并能够制订有针对性的、适合其认知水平的健康教育；提供相应发展阶段的有益刺激，促进智力的发展；预防由于各种不良环境而错过教育时机，导致智力发展障碍。

1.感觉运动期

护士应提供各种感觉和运动性刺激促进婴儿智力发展，如通过轻柔的抚摸增加触觉刺激，在新生儿床头悬挂彩色气球或变换房间的色调增加视觉的刺激，用轻柔悦耳的语言增加听觉的刺激，并提供各种易于操纵的玩具和简单的游戏等。应注意不要让婴儿触及危险的物品。

2.前运思期

护士应意识到此期幼儿以自我为中心的思维特点，尽量从幼儿的角度和需求出发进行护理活动。通过游戏、玩具等方式与幼儿沟通，如通过画画让其表达自己的感受等。同时，可通过制订适当的规则，要求幼儿服从病房的规定及配合治疗与护理。

3.具体运思期

护士与儿童沟通时，可采用图片、模型及简短的文字说明等方式，避免应用抽象的词语解释有关的治疗和护理过程，并提供适当的机会让儿童进行选择。

4.形式运思期

护理青少年时，可对治疗和护理过程进行更详尽的解释，列出接纳和不接纳的后果，鼓励青少年自己做出合理的选择，并尊重其隐私，对其一些天真的想法不要嘲笑或否定。

⟷ 本章小结

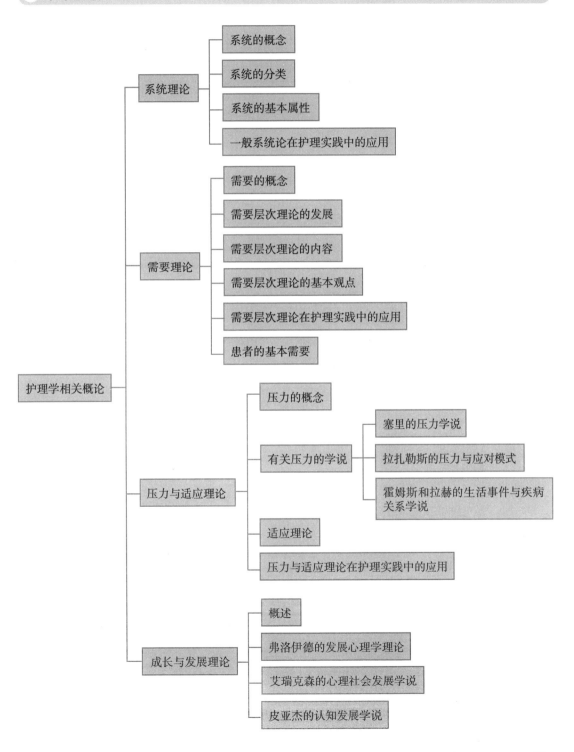

护理学相关概论
- 系统理论
  - 系统的概念
  - 系统的分类
  - 系统的基本属性
  - 一般系统论在护理实践中的应用
- 需要理论
  - 需要的概念
  - 需要层次理论的发展
  - 需要层次理论的内容
  - 需要层次理论的基本观点
  - 需要层次理论在护理实践中的应用
  - 患者的基本需要
- 压力与适应理论
  - 压力的概念
  - 有关压力的学说
    - 塞里的压力学说
    - 拉扎勒斯的压力与应对模式
    - 霍姆斯和拉赫的生活事件与疾病关系学说
  - 适应理论
  - 压力与适应理论在护理实践中的应用
- 成长与发展理论
  - 概述
  - 弗洛伊德的发展心理学理论
  - 艾瑞克森的心理社会发展学说
  - 皮亚杰的认知发展学说

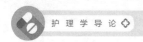

思考题

1.系统的基本属性包括哪些?

2.马斯洛的基本需要层次理论包括哪些内容?

3.弗洛伊德的人格发展理论包括哪几个时期?

4.艾瑞克森的心理社会发展学说主要内容有哪些?

5.皮亚杰的认知发展学说主要内容是什么?

第四章

护理模式

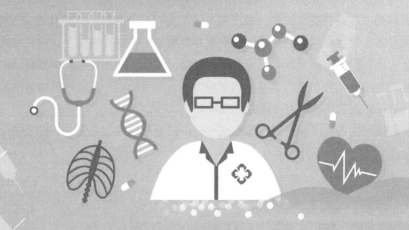

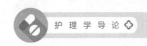
　　任何一门专业或学科的形成与发展都必须有其独特的知识体系作为基础，即学科的理论基础。护理学科的发展和自身所面临的艰巨任务迫切需要建立自己的理论体系。20世纪中叶，国外护理专家在人文社会学理论的基础上，摸索并发展了一些护理理论，这些护理理论不仅能指导护理专业实践，促进护理专业实践的发展，同时也推动了护理教育、护理科研的发展，增强了护理专业的自主性与独立性。学习护理学理论，可以帮助护士从专业的角度明确护理实践的理论基础，进一步促进护理向专业化方向发展。

　　常用的护理模式主要有奥瑞姆的自理模式、罗伊的适应模式、纽曼的保健系统模式及佩普劳的人际关系模式。

第一节　奥瑞姆的自理模式

　　奥瑞姆（Dorothea Orem）是美国当代著名的护理理论学家。1914年出生于美国马里兰州，1932年在华盛顿特区普罗维登斯医院的护士学校学习并获得护理大专学位，1939年获得美国天主教大学护理学士学位，1945年获该校护理教育硕士学位，1976年获得乔治城大学的荣誉博士学位。在护理生涯中，奥瑞姆曾担任过私人护士、医院护士、护理教师，在印第安纳州保健委员会任职，1957年受聘于国家卫生教育福利部教育司，主管临床护士的培训工作。

　　1959年，奥瑞姆的自理理论首先在《职业护理教育课程设置指南》一书中出现，在书中奥瑞姆叙述了人在自我照顾——自理方面的局限与健康状态的关系以及由此引出的护理需要，同时，还进一步阐述了日常自理的内容、限制自理能力的情况及协助自理能力受限人的方法等。1971年奥瑞姆出版了《护理：实践的概念》，该书在以后的数十年中得到进一步的补充和修订，在护理教育、科研和临床实践中得到了广泛的应用。

一 奥瑞姆自理模式的基本内容

奥瑞姆自理模式包括3个理论结构：自理理论、自理缺陷理论和护理系统理论。

（一）自理理论

在自理理论中，奥瑞姆重点阐述了"什么是自理、人有哪些自理需求"的问题。当自理需要小于或等于人的自理能力时，人就能够自理。

1.自理

自理也称自我照顾，是个体为维持自身的结构完整和功能正常，维护生长发育的需要，所采取的一系列自发性调节活动。自理是人类的本能，是连续而有意识的活动。正常成年人都能进行自护活动，但婴幼儿以及健康受影响的个体，如患者、残疾人则需要不同程度的帮助。

2.自理主体

自理主体是指提供自理活动的个体。在正常情况下，健康成人的自理主体是其本人。而儿童、残疾人等由于自理能力受限，不能独立承担自理主体，故他们的自理主体部分是自己，部分是健康服务人员或照顾者。

3.自理能力

自理能力是指个体进行自理活动或自我照护的能力，即人的自我护理能力。这种能力受很多因素的影响，但通过学习可以不断提高和发展，在不同时期和不同情况下其自理能力是不同的。

奥瑞姆将人的自理能力归结为10个主要方面：重视和警惕健康危害因素的能力，控制和利用体能的能力，适当调整体位的能力，认识疾病和预防复发的能力，对待疾病的正确态度，对健康问题的判断能力，学习并康复和运用疾病治疗相关知识、技能的能力，与医务人员有效地沟通并配合治疗的能力，安排自我照顾行为的能力，寻求恰当社会支持和帮助的能力。

4.自理需要

自理需要指在特定时期内，人们达到自我照顾的行为。人的自理需要包括以下3个方面。

（1）一般的自理需要，也称日常生活需要，是所有人在生命周期的各个发展阶段都存在的，是与维持自身结构正常和功能完整有关的需求，是个体为了满足生存的基本需要所进行的一系列活动。这些需要包括保证足够的空气、水分及食物的摄入，维持良好的排泄功能；保持活动与休息的平衡，满足社会交往；预防危险因素对生命、身体的刺激；促进及提高人类整体的功能与发展等。

（2）成长发展性自理需要，是指在生命发展过程中各阶段特定的自理需要或某种特殊情况

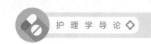

下出现的新需求。如新生儿期、青春期、妊娠期、更年期的自理需要；丧失亲人后的心理调适；乔迁后对环境的适应等。

（3）健康欠佳时的自理需要，指在身体不适、受伤、患病时的自理需要，或在诊断、治疗过程中产生的需要。这些需要包括寻求健康服务机构的帮助，了解个人病情诊断、发展及预后，合理配合诊疗及护理方案，学习有利健康恢复的技能及接受事实，重新树立自我形象及自我概念等。

在自我护理理论中，奥瑞姆不仅对上述主要概念进行了阐述，她还指出：人的自理需要和自理能力受个性特征和生活条件等因素影响，这些因素包括年龄、性别、生长发育的状态、健康状况、社会文化背景、健康服务系统、家庭系统、生活方式、环境因素及资源利用情况等。

（二）自理缺陷理论

自理缺陷结构是奥瑞姆自理模式的核心。该部分重点阐述了个体什么时候需要护理的问题。奥瑞姆认为在某一特定的时间内，个体有特定的自理能力及自理需要，当个体的这种自理需要大于自理能力时就出现了自理缺陷。这时，个体为恢复平衡就需要借助外界的力量，即护士的帮助。因此，自理缺陷的出现是个体需要护理、照顾和帮助的原因（图4-1）。

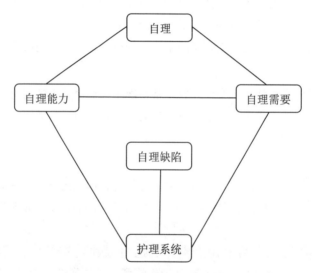

图4-1 奥瑞姆自理缺陷理论结构

（三）护理系统理论

奥瑞姆的自理缺陷结构确定了个体需要护理的时机，护理系统结构则说明了满足其治疗性自理需要的方法。奥瑞姆认为护理人员应根据患者的自理需要和自理能力的不同而分别采取不同的护理系统，即完全补偿系统、部分补偿系统和支持—教育系统（图4-2）。

1.完全补偿系统

完全补偿系统适用于没有能力完成自理的患者。由于患者没有能力自理，需要护士进行全面帮助，以满足患者在氧气、水、营养、排泄、个人卫生、活动以及感官刺激等各方面的需要。

根据病情程度不同分为3种：①生理及心理完全不能满足自己的自理需要的人，如昏迷患者；②意识清醒但生理上无法满足自理需要的人，如高位截瘫患者；③心理及精神活动不能满足自理需要的人，如精神疾病或智能低下的患者。

2.部分补偿系统

部分补偿系统适用于能完成部分自理活动，但某些方面缺乏自理能力的患者。护士和患者共同承担患者的自理活动。此系统适用于：①由于疾病或医嘱限制活动者，如协助骨折、手术后的患者如厕等；②缺乏自理所需的知识和技术者，如糖尿病患者每日餐前接受胰岛素注射；③心理上未准备好学习或履行某些自理行为者，如直肠癌手术后人工肛门的自护。

3.支持—教育系统

当患者有能力自己满足治疗性自理需求，但需要一些指导和支持时，应采用支持—教育系统。在此系统中，护士应提供心理上的支持、技术上的指导及合适的环境，使患者克服自理缺陷而完成自理，如糖尿病患者的饮食指导。

护士可以根据患者的自理能力和治疗性自理需求而灵活采用3种护理系统。如对手术患者，入院时可采用支持—教育系统，术前准备时可采用部分补偿系统，术后麻醉未清醒时可采用完全补偿系统。选择有效的护理系统，其目的是选择最佳的护理方法帮助患者。

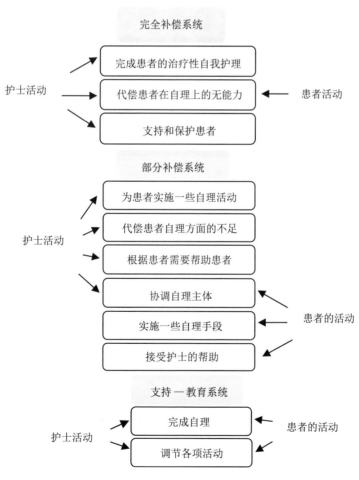

图4-2　奥瑞姆护理系统理论结构

二 奥瑞姆对护理四个基本概念的论述

（一）人

人是一个具有生理、心理、社会及不同自理能力的整体，这种能力不是先天的，而是通过学习进而积累经验得到的。自理能力的培养不仅能调动人的主观能动性，而且也是尊重人的尊严、尊重患者权利的体现。

（二）健康

奥瑞姆支持世界卫生组织对健康的定义，即健康不仅是指没有疾病或虚弱，而是一种生理、精神、心理与社会文化的完好状态。健康与疾病处于一种动态过程。健康是一种最大限度的自理。

（三）环境

奥瑞姆认为：环境是存在于人的周围并影响人的自理能力的所有因素。个体与个体之间是一种共处的关系，个体应对自己以及依赖者的健康负责，接受他人的帮助及帮助他人。

（四）护理

奥瑞姆认为，护理是克服和预防自理缺陷发生、发展的活动，是帮助人获得自理能力的过程。护理活动应根据护理对象的自理需要和自理能力缺陷程度而定。随着个体自理能力的提升，对护理的需要逐渐减少甚至消失。

三 奥瑞姆自理模式在护理实践中的应用

奥瑞姆将自理理论与护理程序有机地结合起来，通过设计好的评价工具，护理人员能系统地评估护理对象的自理能力及自理缺陷，以帮助护理对象更好地达到自理。以奥瑞姆自理理论为框架的护理工作方法分以下 3 个步骤。

（一）评估

评估相当于护理程序的评估及诊断步骤。通过收集资料确定患者存在哪些自理缺陷及其原因，评估患者的自理能力和自理需要，从而决定患者是否需要护理帮助。在此阶段，奥瑞姆强调必须对患者及家属的自理能力评估，以便于他们参加护理活动，达到自理。

（二）设计恰当的护理系统

设计恰当的护理系统相当于护理程序的计划步骤。根据前一阶段对患者的自理需要和自理能力的评估，选择一个恰当的护理系统，并结合患者治疗性自理需求的内容，制订出详细的护理计划以达到恢复和促进健康、增进自理能力的目的。

（三）调整及评价

调整及评价相当于护理程序的实施及评价步骤。根据制订的护理计划，提供护理措施，评价护理结果，并根据患者的实际情况及时调整护理计划，以协调和帮助患者恢复和提高自理能力。

第二节　罗伊的适应模式

卡利斯塔·罗伊（Sister Callista Roy）是美国的护理理论专家，她1939年出生于美国加利福尼亚州，1963年获洛杉矶圣玛丽学院护理学学士学位，1966年取得了加利福尼亚大学的护理学硕士学位，1973年取得该校的社会学硕士学位，1977年获社会学博士学位。1983—1985年在旧金山加州大学进行博士后研究。1988年至今为美国马萨诸塞州波士顿大学终身教授、美国护理科学院院士。罗伊先后从事儿科护士、圣玛丽学院护理系主任、医院护理部主任、护理研究等工作。

1964年，罗伊在攻读硕士学位期间，开始研究适应模式，注意到儿童在成长发展阶段的心理变化及对环境的适应能力及潜能，认识到描述护理的最佳途径是适应，并不断地进行研究，1964—1966年提出了适应模式，并于1970年在《护理展望》上公布该模式。罗伊的理论专著有《护理学简介：适应模式》《护理理论架构：适应模式》《罗伊的适应模式》等。

 一　罗伊适应模式的基本内容

适应模式是围绕人的适应行为而组织的，即人对周围环境刺激的适应，模式的基本结构及内容（图4-3）。该模式指出，人是一个具有复杂适应能力的系统，能够不断适应内外环境的变化。人通过输入、控制、输出和反馈完成适应环境变化的过程。刺激和人的适应水平构成适应系统的输入，人的行为是输出。用应对机制来说明人这个适应系统的控制过程，人作为一个系统，始终处于内部和外部的各种刺激中，要不断地调节生理、心理，以适应内外环境的变化，输出适应性反应，维持自身在生理功能、自我概念、角色功能和相互依赖方面的完整，使人得以生存、成长、繁衍及自我实现。无效反应则不能达到这些目的。

（一）输入

输入由刺激和个体的适应水平构成。

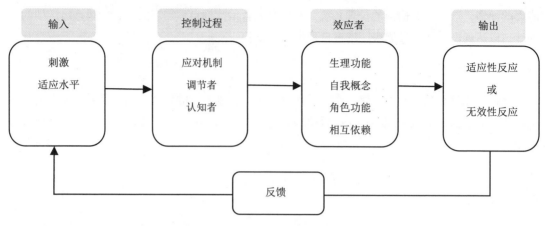

图 4-3　罗伊适应模式的基本结构

1.刺激

刺激可分为 3 类：主要刺激、相关刺激和固有刺激。主要刺激即当前面对的，引起个体最大程度变化，需要立即应对的；相关刺激是一些诱因性刺激，或对当时有影响的刺激；固有刺激是原有的，构成本人体质性的刺激，这些刺激可能与当时的情况有一定的关系。如心绞痛可能是 3 种刺激综合引起的，心肌供血不足是主要刺激，患者的年龄、体重、血脂浓度是相关刺激，而患者的吸烟史、性格特点、工作压力是固有刺激。

2.适应水平

适应水平是输入的一部分，是指个体所能承受或应对的刺激的范围和强度。如果刺激的数量和强度在个体的适应水平范围内，个体将输出适应性反应；如果超出个体的适应水平，则输出无效反应。适应水平的程度与个体的发展水平和应对机制的运用有关，不同的人适应水平不同，同一个人的适应水平也会有所变化。

（二）应对机制

应对机制是人作为一个适应系统，面对刺激时的内部控制过程。罗伊认为某些应对机制是先天的，也有的为后天学习获得。如呼吸道感染时，体内白细胞升高，体温升高以对抗细菌入侵，个体也会按医生要求服用抗生素，前者是先天的、与生俱来的应对机制，后者由后天学习获得。罗伊将个体的应对机制分为两类：调节者和认知者。调节者是人先天所具备的应对机制，通过神经-化学-内分泌过程，调节及控制个体对刺激的自主性反应；认知者是人后天习得的应对机制，通过认知、信息处理、学习、判断和情感调试等途径，调节与控制个体对刺激的自主性反应。

（三）适应方式

适应方式是个体对刺激通过调节者和认知者进行控制的结果，是机体应对机制的具体适应活动和表现形式，又称为效应器，分别表现为以下 4 个方面。

1.生理功能

生理功能是与人的生理需要相关的适应方式类型，是指组成人类机体的细胞、组织、器官和系统进行生理活动的外在表现。生理方式含有 9 个组成部分，即氧气、营养、排泄、活动及休息、防御、感觉、水及电解质平衡、神经功能和内分泌功能。生理方面适应的目的是维持生理的完整性。

2.自我概念

自我概念是个体在某一时间对自己的感觉、评价和信念，自我概念的形成源于自身的感知和他人的评价，经过自我内化而形成。自我概念反映了个体在心理上和精神上的完整性。自我概念方面适应的目的是维持心理的完整性。

3.角色功能

角色功能是指个体履行所承担的角色以及满足社会对其角色期待的情况。罗伊认为人的角色分为主要角色、次要角色和临时角色。主要角色与个人的性别及年龄相关，是一个人行为方式的决定因素。次要角色是个人能力或血缘及社会关系获得的，是一个人社会功能的体现。临时角色，又称业余角色，是由人的业余生活或暂时性的一些活动所取得的。

4.相互依赖

相互依赖是个体与其重要关系者或者支持系统间的相互关系，包括受尊重、价值观等方面的互动。重要关系者是指对个体具有重要意义的人；支持系统是指帮助个体满足爱、尊重等需要的一组人群或组织。罗伊认为，在相互关系中一个人必须具有给予及接受爱和帮助的能力。自我概念方面适应的目的是维持社会心理的完整性，即情感和精神健康。

（四）输出

输出是指内外环境中的刺激作用于个体后，个体通过调节与控制最终产生的行为。罗伊将输出分为适应性反应和无效性反应。

1.适应性反应

适应性反应即人能适应刺激，与环境保持和谐，并维持自我的完整统一。

2.无效性反应

无效性反应即人不能适应刺激，自我的完整统一受到损害，出现疾病甚至死亡。

人在面对刺激时能否做出有效的反应取决于其适应水平，但是个人的适应能力和水平不是固定不变的，而是随着时间、环境、条件的不同而变化。

 罗伊对护理四个基本概念的论述

（一）人

罗伊认为护理的对象可以是个体、家庭、群体、社区或社会。人是一个具有生理、心理、社会属性的有机整体，处于与变化环境不断反应的状态。人是一个有适应能力的复杂生命系统。所谓适应系统包含了适应和系统两个方面。首先，人作为一个有生命的系统，处于不断与其环境互动的状态，在系统与环境间存在着信息、物质和能量的交换，是一种开放系统。其次，由

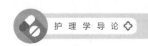

于人与环境间的互动可以引起自身内在的或者外部的变化，而人在这变化的环境中必须保持完整性，因此每个人都需要适应。

（二）健康

罗伊认为健康是个体维持"成为一个完整和全面的人的状态和过程"。人的完整性表现为有能力达到生存、成长、繁衍、主宰和自我实现。健康是人的功能处于对刺激的持续适应状态，若个体能不断适应各种改变，即能保持健康，故可认为健康是适应的一种反映。

（三）环境

罗伊认为环境是围绕和作用于个体或群体发展与行为的所有情况、事件和影响因素。环境中包含的 3 种刺激作为信号输入人体，诱发人的反应。

（四）护理

罗伊认为护理是增强人与环境之间的相互作用，促进人生理功能、自我概念、角色功能和相互依赖 4 种适应性反应。护士可通过控制各种刺激，减小刺激强度，或通过扩展人的适应范围，提高人的适应水平，最终使所有刺激都落在患者的适应区域内，达到促进适应性反应的护理目标。因此，护士要有能力分辨各种刺激，并对主要刺激、相关刺激、固有刺激按轻重缓急顺序予以控制。同时，还要能预计到患者无效性反应的发生，尽早强化其生理调节和心理调节机制，帮助和支持患者创造性地运用自身的适应机制，保持健康。

 罗伊适应模式在护理实践中的应用

罗伊适应模式被广泛应用于临床护理实践中，在临床护理实践方面，罗伊将适应模式与一般的护理程序相结合，以指导护士更全面地收集服务对象的健康资料，做出正确的护理诊断，制订科学的护理计划，以为服务对象提供有效的护理，促进其健康和完整性。

罗伊根据适应模式，将护理的工作方法分为 6 个步骤，包括一级评估、二级评估、护理诊断、制订护理目标、护理干预和评价。

（一）一级评估

一级评估是指收集与生理功能、自我概念、角色功能和相互依赖 4 种适应方式有关的行为，又称为行为评估。护士要判断个体输出的行为是否为适应性反应，是否有助于促进健康；识别个体出现的无效反应和需要护士帮助才能达到的适应性反应。

1.生理功能的评估

生理功能包括氧气、营养、排泄、活动及休息、防御、感觉、水及电解质平衡、神经功能和内分泌功能。其中，无效性反应的生理活动表现为缺氧、营养不良、腹泻、便秘、尿失禁、失眠、发热、疼痛、压疮、水肿、电解质紊乱、血糖过高、血压过高等。

2.自我概念的评估

自我概念包括躯体自我和人本自我方面的功能表现。其中，无效性反应的生理活动表现为自卑、自责、自我形象紊乱、无能为力感等。

3. 角色功能

角色功能包括个体在家庭、单位、社会等各种角色的功能情况。其中，无效性反应可表现为角色不一致、角色冲突等。

4. 相互依赖

相互依赖包括个体与其重要关系人、支持系统的互动状态方面的输出性行为。其中，无效性反应的表现为孤独、分离性焦虑等。

（二）二级评估

二级评估是对影响服务对象行为的3种刺激类型的评估，又称刺激评估。在该阶段，护士要对可能影响行为的内部和外部刺激因素进行全面评估，并识别主要刺激、相关刺激和固有刺激。

1.识别主要刺激

按照优先顺序，排在第一位的应该是对系统整体性影响最大的刺激，即为主要刺激。主要刺激既可以来自内部，也可以来自外部；可以是生理方面的，也可以是社会方面的。比如，患病、住院、结婚、分娩等都可以成为主要刺激。但护士应该认识到主要刺激应该是护士职责和能力范围之内的问题，上述刺激不能称之为主要刺激。

2.识别相关刺激

识别相关刺激是对主要刺激所引起的输出行为有影响的其他刺激，如吸烟、饮酒、药物、自我概念、角色功能、相互依赖、社交方式、应对机制及方式、生理及心理压力、家庭结构及功能等。

3.识别固有刺激

识别固有刺激是识别可能对主要刺激的作用有影响的一些不确定因素，如性别、文化背景、信仰、以往的经历等。

（三）护理诊断

护理诊断是对护理对象适应状态的陈述或判断。护理人员通过一级评估和二级评估，明确护理对象的无效性反应及其原因，进而推断出护理问题。

（四）制定护理目标

目标是对护理对象经护理干预后应达到的行为结果的陈述。在制定目标时，护理人员应注意调动护理对象的主观能动性，尽可能与护理对象及其家属共同配合，尊重护理对象的选择，共同制定出可观察、可测量和能达成的目标。

（五）护理干预

护理干预是护理措施的制定和落实。护理人员可通过改变或控制各种作用于适应系统的刺

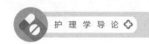

激，使刺激全部作用于个体的适应范围之内；或通过干预使个体应对能力提高，适应范围增大，同样起到了使刺激处于适应范围内，促进人体适应的作用。

（六）评价

评价是用来确定所实施的干预措施是否有效。在评价过程中，护士可以继续通过一级评估和二级评估收集服务对象的健康资料，将服务对象的输出行为与目标行为进行比较，以确定目标是否达到。如果目标没有达到，要进一步分析目标行为未出现的原因，根据评价的结果调整护理干预措施。

第三节　纽曼的保健系统模式

贝蒂·纽曼（Neuman B）也是美国当代著名的护理理论家。1972年，纽曼首次发表了系统模式。1982年纽曼的专著《纽曼的系统模式：在护理教育和护理实践中的应用》正式出版。纽曼认为人是一个开放系统，人在环境中面对多种多样的压力源，人必须不断地调整自我和环境，以达到相互适应的目的。护理就是根据个体对压力源的反应进行有针对性的干预，即恰当地运用一级预防、二级预防或三级预防。

一　纽曼保健系统模式的基本内容

纽曼的保健系统模式是围绕压力和系统组织起来的一个综合的、动态的、以开放系统为基础的护理模式，主要研究压力源对人的作用以及如何帮助人应对压力源，发展及维持最佳的健康状况。该模式重点阐述了四部分内容，即人、压力源、反应和预防。

（一）人

纽曼系统模式中，人被定义为是一个与环境持续互动的开放系统，并用围绕着一个核心的一系列同心圆来表示其结构（图4-4）。

1.基本结构

基本结构为核心部分，是机体能够生存的基本因素和能量源。由生物体共有的生存基本因素组成，包括解剖结构、生理功能、基因类型、反应类型、自我结构、认知能力、体内各亚系统的优势与劣势等。基本结构和能量源受人体的生理、心理、社会文化、精神与发展等五个方面功能状态及其相互作用的影响和制约。当能量源大于需求时，机体保持稳定与平衡。基本结构一旦遭到破坏，将会影响个体的生存和健康。

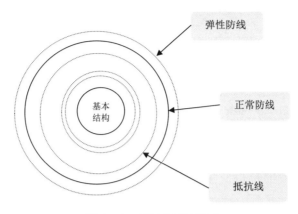

图4-4 纽曼的系统模式

2.抵抗线

抵抗线为紧贴基本结构外层的一系列虚线圈,其功能是保护基本结构稳定、完整及功能正常和恢复正常防御线,个体抵抗线的强弱因人而异。个体抵抗线包括免疫功能、遗传特征、适应性生理机制、应对行为等,当应激源突破正常防御线时,抵抗线被激活。若抵抗线功能失效,可导致个体能量耗竭,甚至死亡。

3.正常防线

正常防线为弹性防线内层的实线圈,位于弹性防线和抵抗线之间。机体的正常防线是人在其生命历程中建立起来的健康状态或稳定状态,它是个体在生长发育及与环境的互动过程中对环境中压力源不断调整、应对和适应的结果。因此,正常防线的强弱与个体在生理、心理、社会文化、成长、精神等方面对环境中压力源的适应与调节程度有关。正常防线是动态的,可随着个体健康状况的变化而伸缩,只是变化速度较慢。当个体健康水平增高时,正常防线向外扩展;当个体健康状态恶化时,正常防线变窄。因此,正常防线可作为衡量个体健康状态的指标。当弹性防线不能抵抗压力源的入侵时,压力源侵犯到正常防线,个体即产生相应的反应,表现为稳定性降低或产生疾病。

4.弹性防线

弹性防线为最外层的虚线圈,位于机体正常防线之外,是机体的缓冲器和滤过器,可以因受一定变量的影响在短的时间内发生急速变化,对个体具有防止压力源入侵,缓冲、保护正常防线的功能。一般来说,个体的弹性防线越宽、距离正常防线越远,其缓冲、保护的作用就越强。弹性防线受个体的生长发育、身体状况、认知技能、社会文化、精神信仰等多种因素的影响。失眠、营养不足、生活欠规律、身心压力过大等都可削弱其防御效能。

以上3条防线的相互关系是:弹性防线保护正常防线,抵抗线保护基本结构。当个体遇到应激源时,弹性防线首先激活,以防止应激源入侵。若弹性防线抵抗无效,应激源侵入正常防线,人体发生反应,出现症状。此时,抵抗线被激活,当抵抗有效,个体恢复健康状态,抵抗无效,个体的基本结构被破坏,甚至面临死亡。

(二)压力源

压力源是能突破机体防线,引发紧张和威胁个体稳定和平衡的所有刺激。纽曼将压力源分

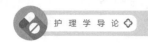

为以下 3 种。

1.内在的压力源

内在的压力源指来自个体内部与内环境有关的压力，如悲伤、疼痛、紊乱、失眠等。

2.人际的压力源

人际的压力源指来自 2 个或多个个体之间的压力，如夫妻关系、护患关系紧张、上下级之间关系紧张等。

3.社会性的压力源

社会性的压力源指发生于体外、距离比人际压力源更远的压力，如经济状况欠佳、环境陌生、社会医疗保障体系的变革等。

（三）反应

纽曼认同"压力学之父"塞里关于压力反应的描述，赞同其提出的压力可产生局部适应综合征、全身适应综合征以及压力反应的三阶段学说。纽曼进一步提出，压力反应不仅局限于生理方面，应是生理、心理、社会文化、精神与发展等多方面的综合反应，其结果可以是正性的，也可以是负性的。

（四）预防

护理活动的主要作用是控制压力源或增强人体各种防卫系统的功能，以帮助服务对象保持、维持、恢复护理系统的平衡与稳定，获得最佳的健康状态。这些护理干预活动是按 3 种预防水平实施的。以促进个体系统保持和恢复平衡与稳定，达到最佳的健康状态。纽曼认为护士可根据个体系统对压力源的反应采取以下 3 种不同水平的预防措施。

1.一级预防

一级预防是在个体对压力源产生应激反应前进行的干预，适用于怀疑或发现个体存在压力源，但应激反应尚未发生时。护理的重点是通过控制或改变压力源实施护理，减少或避免服务对象与压力源接触，巩固弹性防线和正常防线。一级预防的目的是防止压力源侵入正常防线，保持机体系统的稳定，促进及维护人的健康。如流感期间，少去人多的公共场合、勤洗手、注射流感疫苗等。

2.二级预防

二级预防适用于当压力源已经跨越正常防线，个体系统的动态平衡被破坏，机体发生压力反应，出现症状或体征时。护理的重点是帮助服务对象早期发现、早期治疗，加强内部抵抗线以保护基本结构。二级预防的目的是减轻和消除反应、恢复系统的稳定性并促使个体恢复原有的健康状态。

3.三级预防

三级预防适用于个体的基本结构及能量源遭到破坏后。护理的重点是帮助服务对象恢复及重建功能，减少后遗症，并预防压力源的进一步损害。三级预防的目的是进一步维持个体的稳定性，防止复发。

二　纽曼对护理四个基本概念的论述

（一）人

人是与环境进行互动的寻求平衡与和谐的开放系统，由生理、心理、社会文化、成长发展、精神信仰等变量组成。护理对象可以是个体、家庭、社区及各种社会团体。

（二）环境

环境是指在任何特定时间内影响个体并受个体系统影响的全部因素，分为内环境、外环境及创造性环境。纽曼提出的创造性环境是指人在不断适应内外环境的刺激过程中，为维持系统的完整和稳定而自发产生变化的环境。

（三）健康

健康是一种动态的、从疾病到强健的连续过程，是任何时间点上个体身心、社会文化、精神与发展等各方面的稳定与和谐状态。健康就如一种"活能量"，该能量不断地在环境和个体系统之间流动。当个体产生和积累的能量多于消耗时，个体的完整性和稳定性增强，逐步走向强健；而当能量产生与积累不能满足个体需要时，个体的完整性和稳定性减弱，健康受损，甚至产生疾病，若此问题未能及时得到解决，个体最终将走向衰竭或死亡。

（四）护理

护理是通过有目的的干预，减少或避免压力源对个体的负性影响增强个体的防御功能，帮助护理对象获得并保持最佳的健康水平。护理的主要任务是保存能量，恢复、维持和促进个体的稳定、和谐与平衡。

三　纽曼保健系统模式在护理实践中的应用

纽曼的系统模式已在护理实践、科研和教育等方面得到了广泛的应用。与一般的护理程序相结合，纽曼发展了以护理诊断、护理目标和护理结果为步骤的独特的护理工作步骤。

1.护理诊断

护理人员首先需要对个体的基本结构、各防线的特征以及个体内、个体外、人际存在的和潜在的压力源进行评估，然后收集并分析个体在生理、心理、社会文化、精神与发展各个方面对压力源的反应及相互作用资料，最后就其中偏离健康的方面做出诊断并排出优先顺序。

2.护理目标

护理人员以储存能量，恢复、维持和促进个体稳定性为原则，与个体及家属共同制订护理目标、促使目标达成的干预措施及设计预期护理结果。纽曼强调应用一级、二级、三级预防原

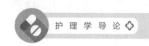

则来规划和组织护理活动。

3.护理结果

护理结果是护士对干预效果进行评价并验证干预有效性的过程。评价内容包括个体内、个体外及人际压力源是否发生了变化，压力源优先顺序是否有变化，机体防御功能是否有所增强，应激反应症状是否有所缓解等。通过对护理结果的有效性评价，进一步修订和调整护理计划。

第四节　佩普劳的人际关系模式

佩普劳（H.Peplau）是美国著名的护理学家，人际关系模式是由她提出的。她认为护士与患者原是两个陌生个体，他们有着不同的目的和兴趣，在治疗和护理过程中，形成了一种工作关系。为了患者的健康，随着关系的进展，护患之间互相理解、共同探讨解决健康问题的方法。因而，处理好护士与患者之间的人际关系，是解决冲突、困难，满足患者需要的关键。

 佩普劳人际关系模式的主要内容

（一）人际关系形成的过程

佩普劳认为，在护患关系的发展中经历了认识期、确认期、开拓期和解决期四个时期。

1.认识期

认识期是护士和患者互相认识的阶段。此期患者有寻求专业性帮助的需要，护士通过收集患者资料增进双方了解。

认识期是了解问题的时期，护士与患者初次见面，患者感到陌生，此时护士需要帮助患者认识所发生的问题，与患者及其家属在共同合作的基础上，收集资料，分析情况，认识、澄清和明确问题所在，共同参与制订护理目标及措施。在这一时期，良好的护患关系是做好护理工作的重要基础，有利于促进护理人员与患者之间的相互信任和协作；使患者能够积极主动地参与和配合，使医疗护理工作得以顺利进行；有利于减少医疗纠纷和护患矛盾的发生，这也是顺应优质护理服务的潮流。

2.确认期

确认期是确定适当的专业性帮助的阶段。护士通过观察患者和收集资料找出其存在的问题，确定为患者提供何种帮助，并制订相应的护理计划。在此阶段，患者对护士做出选择性反应，并表达出其对健康问题的认识。患者对护士的依赖可能有以下 3 种情况：独立自主、不依赖护士；与护士分担、相互依赖；被动地完全依赖护士。

3.开拓期

患者从护理过程中获益，健康状况逐渐恢复。此期患者可能展示出更多的自主性，容易出现依赖与独立的冲突、困惑、焦虑，护士应该帮助患者恢复自理能力。

4.解决期

解决期是护患关系解除阶段。在此期间患者的需要得到满足，身体基本康复，情绪良好稳定，具备能独立处理问题的能力，因而与他们之间的治疗性关系可以结束了。此期，护士与患者需要进一步共同发现新问题，制订新目标，解决新问题，最终使患者朝着富有创造性、建设性、生产性、自身性及适应于社区生存的方向发展，帮助患者进一步恢复其生理上和心理上的自理能力，摆脱对护士的依赖。

在整个过程中，这些阶段之间可能出现部分重叠和互相关联，特别是确认期。各期的持续时间可以是不同的，护士在不同阶段所扮演的角色也是不同的。

（二）护士在人际关系中的角色

佩普劳认为护患关系在整个护理过程中起着关键性作用，是护士与患者为了患者的健康这一共同目标相互理解并共同努力解决患者健康问题的人际关系。护士在护理过程中应对患者承担帮助者、教育者、咨询者、管理者、代言人等多重角色，以达到维护和促进患者健康的目的。

 # 三 佩普劳对护理四个基本概念的论述

（一）人

佩普劳认为，人是一个生理、心理和社会都处于动态变化的有机体。人具有生理的、生化的和人际关系的特征和需要。人的生命过程是努力达到生理、心理和人际关系等平衡稳定状态的过程。

（二）健康

健康是在人格和人类发展过程中，为使人的各种生理和心理的需求得到满足，朝着富有创造性、建设性、价值性及适应社会生存的方向发展的各种活动。因而，健康要求各种生理和人格的需要得到满足，这样才能充分发挥其能力。

（三）环境

环境是存在于个体周围的、与个体发生相互作用的重要因素（事与物），如文化、家庭、道德等。在一般情况下，环境在人与人之间发生作用，影响健康。因此，佩普劳强调护理住院患者时，护士应考虑到每个患者不同的文化背景。

（四）护理

佩普劳认为护理是在帮助人们满足现有的需要，促进人格向前发展，通过与护理对象建立重要的、治疗性的人际关系的过程中实现的。

三 佩普劳人际关系模式在护理实践中的应用

（一）临床护理

佩普劳的理论被临床工作者广泛应用，为临床护理的进展开辟了新的方向，带来了"一种新思维，一种新方法，一种以理论为基础的，并指导护理实践的、有利于患者的治疗性工作"的新思想。她认为在处理个体精神心理问题时，建立治疗性人际关系的过程是相当重要的。否则，护士的咨询者角色工作将无从开展。后来，佩普劳的理论又被运用到个案护理中，并强调护患之间相互作用的重要性。

（二）护理教育

佩普劳对护理教育具有较为深远的影响。20世纪50—60年代，佩普劳的理论模式就已经被编辑出版，尤其在精神、心理护理方面可以查到大量的关于佩普劳理论模式的早期评论。许多精神科护理教材都收录了佩普劳著作的内容，其中《护理人际关系》一书，已经成为护理研究生和护理专业学生的工具书。佩普劳的理论思想，特别是有关护理、护理程序、焦虑、学习、精神心理治疗方法等观点，已经成为护理学科共同文化的一部分。

（三）护理科研

佩普劳的工作引领着临床护理和研究的方向，是一种作为在定量和定性研究发展护理知识体系的不一般的工具。早期的护理研究局限于理论模式的概念性研究，遵循患者的健康问题是人内在的现象和探索护患关系的假设。自佩普劳的理论模式提出后，护理研究就开始转向对社会系统内部的研究。由此，更广泛地验证了护理工作中的各种关系。

总之，佩普劳人际关系模式的提出，为护理的临床实践、理论和研究做出了突出的贡献，也为护理学的人际关系体系奠定了良好基础。

⟨⋯⟩ 本章小结

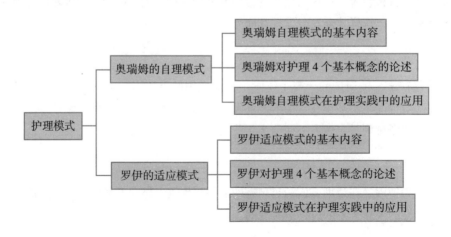

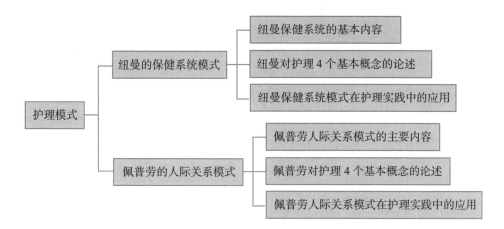

思考题

1.张某，女，28岁，剖宫产术后第二天。以罗伊的适应模式为指导对其进行护理评估。

请问：应重点评估哪些内容？

2.王某，男，58岁，脑梗死后5天。患者嗜睡，生命体征平稳，有痰鸣音，目前正在接受监护与治疗。

请问：

（1）请用奥瑞姆自理理论为指导，说说王某存在哪些自理需要。

（2）护士应该选择什么样的护理系统？

第五章

评判性思维与临床护理决策

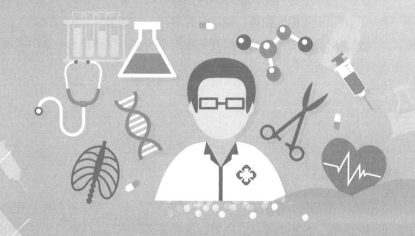

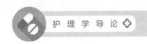

⊙ 学习目的

学习本章后，能针对具体临床问题提出循证的方法；能运用评判性思维对临床护理问题进行分析，做出合理的护理决策。

⊙ 学习要点

1. 掌握评判性思维、临床护理决策的概念、循证护理的基本要素。
2. 熟悉评判性思维的构成要素、不同层次的特点、临床护理决策的类型、影响因素。
3. 了解循证护理的基本步骤。

✿ 案例导学

实习护士小张在经过3个月的实习后，认为自己已经掌握了护理学的相关知识和技能，认为只要严格按照护理常规和操作步骤，就能为患者提供有效的护理。

请问：

1. 你认为小张的观点对吗？为什么？
2. 你认为小张具有评判性思维吗？

在社会发展和大健康的影响下，护士面临的临床问题更加复杂，需要综合分析患者、家属、医院等情况，自觉运用评判性思维对临床护理问题进行分析，并做出正确、合理的临床护理决策。护士应用评判性思维，运用循证护理，做出有针对性、有创造性的护理决策，使决策更加科学，避免依赖经验做出决策的主观影响，提高护理服务质量，促进护患关系的和谐发展，促进护理科研成果向临床实践的转化，促进护理专业的发展。

第一节　评判性思维

评判性思维是临床护理实践中常用的一种科学思维方式。护士在面对各种护理问题时运用评判性思维进行正确的判断、反思、推理、决策，能显著提高护理工作的科学性及合理性。

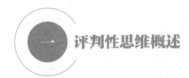

一　评判性思维概述

（一）评判性思维的概念

评判性思维又称批判性思维，其概念源于哲学，指个体在复杂的情境中，在反思的基础上，灵活运用已有的知识和经验进行分析、推理并做出合理的判断，在面临各种复杂问题及各种选择时对问题的解决方法进行正确的选择和取舍。评判性思维是护士的必备技能，有助于解决做出决策并解决临床问题。

20世纪80年代以后，评判性思维被引入护理领域，受到护理教育界的高度重视。1998年美国高等护理教育协会公布，评判性思维能力是护理本科毕业生必须具备的核心能力之一，我国护理界也从20世纪末开始，逐渐加强对护士评判性思维能力的培养。护理评判性思维是对护理现象或问题进行有目的、有意义、自我调控性的判断、反思、推理的过程，其最终目的是做出合理的决策，有效解决临床护理问题。

（二）评判性思维的组成

评判性思维包括智力因素、认知技能因素和情感态度因素。

1.智力因素

智力因素是指在护理评判性思维过程中所涉及的专业知识。专业知识是构成护理评判性思维的基础，包括医学基础知识、人文知识及护理学知识。专业知识基础越牢固的护士，对护理问题的评判性思维能力越强，越能准确判断患者的医疗护理需求。

2.认知技能因素

护理评判性思维的核心即认知技能。认知技能是指帮助个人在评判性思维过程中综合运用知识和经验，并做出适合情境的判断的能力。由六方面的核心认知技能及其相对应的亚技能组成，核心认知技能包括解释、分析、评估、推论、说明和自我调控。

（1）解释。解释指对推理的结论进行陈述以证明其正确性。在解释过程中的推论可以运用相关的科学论据来表述。其相对应的亚技能组成包括分类、解析意义及阐明意义。

（2）分析。分析指鉴别陈述，提出各种不同问题、概念或其他表达形式之间的推论性关系。其相对应的亚技能组成包括检查不同观点、确认争论的存在及分析争论。

（3）评估。评估指对相关信息的可信程度进行评定，对推论性关系之间的逻辑强度加以评判。其相对应的亚技能组成包括评估主张及评估争议。

（4）推论。推论指根据相关信息推测可能发生的情况以得出合理的结论。其相对应的亚技能组成包括循证、推测可能性及做结论。

（5）说明。说明指理解和表达数据、事件、规则、程序、判断、信仰或标准的意义及重要性。其相对应的亚技能组成包括陈述结论、证实步骤和叙述争议。

（6）自我调控。自我调控指有意识地监控自我的认知行为，进行及时的自我调整。其相对应的亚技能组成包括自我检查和自我矫正。

3.情感态度因素

情感态度是指在护理评判性思维过程中护士需要具备的人格特征，包括特定的心理准备状态、意愿和倾向。具体表现为以下几方面。

（1）自信。自信是指个人相信自己能够完成某项任务或达到某一目标，包括正确认识自己在知识和经验运用方面的能力，相信个人能够分析判断及正确解决患者的问题。自信可增加患者对护士的信任，有利于更好地实施护理措施。但是，护士不能盲目自信，应正确评估自身水平。

（2）责任心。护士有责任为患者提供符合护理专业实践标准的护理服务。护士在为患者实

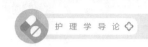

施合适护理的同时也承担各种护理责任。在护理措施无效时，也能本着负责的态度承认某项措施的无效性。

（3）公正。公正指运用护理评判性思维质疑和验证他人知识、观点时，应采用相同的检验标准进行评价，而不是根据个人或群体的偏见或成见做出判断。在对问题进行讨论时，护士应听取不同的意见，注意思考不同的观点，在拒绝或接受新观点前要努力全面地理解新观点。当与患者的观点有冲突时，护士应重新审视自己的观点，确定如何才能达到对双方都有益的结果。

（4）好奇心。好奇可以激发护士对服务对象的情况进行进一步的询问和调查，以获得护理决策所需要的信息。好奇心可激发护士进行调查研究护理问题，深入探究和了解患者情况的兴趣。

（5）执着。由于护理实践问题的复杂性，护士常需对其进行执着的思索和研究。这种执着的态度倾向使护士能够坚持不懈，即使在情况不明或结果未知以及遇到挫折时，也会尽可能地探究问题，尝试不同的护理方法，并努力寻求其他更多的资源，直到成功解决问题。

（6）谦虚。谦虚指认识到在护理实践中会产生新的证据，愿意承认自身知识和技能的局限性，希望收集更多信息，根据新知识、新信息谨慎思考自己的结论。

（7）独立思考。独立思考对护理实践发展非常重要。评判性思维要求护士能够独立思考，遇到不同意见时，应在全面考虑服务对象情况、阅读相关文献、与同事讨论并分享观点的基础上做出判断。护士在做出合理决策的过程中，亦应具有创造性。特定服务对象的问题常需要独特的解决方法，护士应用创造性的方法考虑服务对象的具体情况，能有效调动服务对象生活环境中的各种因素，促进服务对象相关健康问题的解决。

（8）冒险和勇气。冒险常常是诸多护理革新的开始，能有效推动护理学科的发展与进步。冒险的精神和勇气要求护士经常客观地反思和检验自己的观点意见，对护理固有程序等要善于用新的思路和方法，勇于质疑、改革与创新。

（三）评判性思维的层次

护士的评判性思维能力随着知识的积累也在不断地发展。护士处于评判性思维的不同层次，其解决护理实践问题的能力也不相同，护士应努力提高自身评判性思维能力的发展。美国学者将评判性思维由低到高分为 3 个层次，即基础层次、复杂层次和尽职层次。

1.基础层次

此层次的思维是基于一系列规则和原则的具体思维。处于此层次的护理人员相信专家对每一个问题都有正确的答案。初级评判性思考者认为，复杂问题的答案要么是对的，要么是错的，通常每个问题都有正确的答案。在对患者进行护理操作时，会严格遵循操作步骤，不能灵活调整以满足不同患者的需要。这是推理能力发展的早期阶段，表明个人缺乏足够的评判性思维经验。缺乏经验、能力较低或思想顽固等因素会限制护士评判性思维能力的层次发展。因此，护理人员应通过接受不同观点和价值观来学习和提高评判性思维能力，促进其向更高层次发展。

2.复杂层次

处于护理评判性思维发展复杂层次的护士开始走出权威，更独立地分析和测试不同方案。这个层次的护士可以解决"视情况而定"的问题，思维更具创造性和主动性。他们认为问题不仅只有一种方法，每种方法都各有利弊，并可能会相互冲突。因此，做出最终决策需要权衡利弊。在面对复杂的情况时，他们会善于突破标准程序和政策的束缚，学会使用不同的方法来解决同一个问题。

3.尽职层次

达到评判性思维尽职层次的护士期望在没有他人帮助的情况下做出决策，并为此承担责任。他们不仅要思考各种复杂的备择方案，还要根据备择方案的可行性来选择护理行为并实施。有时护士甚至根据自身经验和知识选择推迟行动或不采取行动。护士必须充分考虑后果是否在专业允许范围内。应该保护服务对象的利益，符合护理的职业信念。

（四）评判性思维的特点

1.主动性

评判性思维是主动思考的过程，思维者不是被动接受外界的信息和刺激，而是积极参与到相应的活动中，对外界的信息、他人的观点或权威的说法进行积极的思考，做出合理的分析与判断。

2.独立性

评判性思维是质疑、反思的过程。质疑引发思考，促进问题的解决。评判性思维者深入探究护理问题，不人云亦云，以客观事实为依据，不断反思，独立思考，逐渐完善自己的思路。独立性是评判性思维的基本特征。

3.创新性

评判性思维者要敢于质疑常规、批判传统和超越权威。评判性思维要求护士在已有认知的基础上，大胆运用护理新理论、新知识、新技术和新材料，创新性地解决临床护理问题。

4.反思性

反思是评判性思维的实质过程，是对思维的再思维。在产生新观点的过程中，反思意识引导护士勇于自我批评、自我检查。使思维过程更合理，分析更全面，方案更科学。

5.审慎性

评判性思维的思考过程是谨慎的。思维者能够审慎地、广泛地收集资料，分析原因，找出证据，经过全方位、多角度的思考，科学地做出判断。

6.开放性

评判性思维在审慎的同时，开放性也必不可少。善于倾听他人观点，积极与他人交流，以产生正确、合理的结论，以理服人。

（五）评判性思维的标准

评判性思维的标准包括智力标准和专业标准。在护理实践中护士可借助于此标准做出恰当的临床护理决策。

1.智力标准

智力标准是指评判性思维应该具有的智力特点。评判性思维普遍适用的智力标准包括14项内容，即评判性思维应具有清晰、准确、详尽、正确、相关、可靠、一致、合理、深入、概

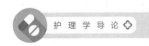
括、完整、有意义、适当和公正的特点。护士应运用以上标准对临床护理问题进行分析和判断，做出合理的护理决策。

2.专业标准

评判性思维的专业标准包括伦理标准、评价标准及专业责任标准。

（1）伦理标准。伦理标准指在护理人员所展示的关怀、人道及责任等方面，以职业道德伦理标准作为行为指南。随着科学技术的不断发展，对患者的护理已不仅局限于单纯应用医学知识，伦理问题也应受到关注。不同于日常生活的决策，在护理实践的过程中必须遵守护理职业伦理规范。因此，评判性思维者需坚守自身价值观，同时结合临床不同人群的观点，运用自主、公正、诚实、仁慈、保密、负责的伦理原则对临床护理决策进行指导。

（2）评价标准。评价标准指以相关临床机构和专业组织发展所设定的护理标准为基准，也包括在护理实践中建立起来的用以确定患者临床病情状况的规范。护士在运用评判性思维进行临床护理决策时需要用到评价标准。

（3）专业责任标准。专业责任标准是指在全国各专业范围内统一实行的、护士在提供护理服务中应承担的责任和义务的标准，由专业主管机构或专业化组织制订、批准、发布。其主要来源于4个方面：国家的相关指导方针、护理实践中明确规定要求达到的标准、专业学会制订的实践指南以及专业组织的实践标准。

 评判性思维在护理实践中的应用

评判性思维广泛应用于护理教育、临床护理、护理管理及护理科研等领域。

（一）在护理教育中的应用

21世纪世界各国重要的教育研究课题之一就是培养学生的评判性思维。随着现代教育课程综合化发展，评判性思维与各学科相互渗入。为了护士更好地适应临床环境，护理教育需更新教育观念，重视培养学生评判性思维能力。教师积极发挥自身的主导作用，营造良好的教学氛围，在授课过程中将评判性思维的教学融入常规课程，通过提问促进学生积极思考，各抒己见，引导其质疑、争论。学生作为教学的主体，充分发挥自主权和选择权，敢于大胆提出自己的独立见解，积极参与到评价学习过程中。

（二）在临床护理中的应用

护理评判性思维是对一个特定的患者或临床情境做出判断，或者对干预措施的选择做出决策。为了给患者提供优质服务，临床护士需要用评判性思维来优化护理程序的各个步骤，帮助其做出重要的护理决策。护士应用评判性思维能力与护理实践时，首先要有充足的知识储备，包括生物科学等专业知识和社会科学等其他领域的知识，拓宽他们的思维范围，以应对复杂的临床问题。树立明确的目标指导思维。在护理实践中，护士可以请教同事、护理教育者或求助于学术期刊、学术机构或医院的政策和程序规范以及相关的患者权利法案。

（三）在护理管理中的应用

护理实践活动的各方面都存在护理管理，有效的护理管理需要护理管理者做出正确的决策来保障。要做出合理决策，需要具有护理评判性思维的管理者，勇于质疑传统，科学分析复杂问题，客观判断。

（四）在护理科研中的应用

护理科研本身就是对护理现象探索和研究的过程，在对各种观点、方法、现象、常规等进行思考和质疑的基础上，进行调查或实验，以新的、充分的证据得出新观点、新方法和新模式。科研者能够有效运用护理评判性思维，进行质疑、假设、推理、求证，是护理科研成功的必备条件之一。

 三 评判性思维的培养

（一）护理评判性思维的评价

护士要经常反思自己以明确自己目前评判性思维的水平和不足之处。护理评判性思维能力的正确评价可以帮助护士了解自身评判性思维能力的水平，促进护理评判性能力的发展。目前护理评判性思维能力的评价主要使用量表法，常用的测量工具有加利福尼亚评判性思维技能测验和Watson-Glaser评判性思维鉴定量表。

（二）培养护理评判性思维的条件

1.培养评判性思维的情感态度

自信负责、诚实公正和谦虚谨慎等都是组成护理评判性思维的重要情感态度。这些积极的情感和态度是培养护士评判性思维能力的前提。因此，护士需要经常反思自己是否具备这些情感特征，并及时调整心态。

2.营造评判性思维氛围

营造自由、民主、开放的氛围是培养护理评判性思维的必备条件，因为评判性思维具有自主性。在这样的氛围中，护理人员不受压抑，不会人云亦云、盲目服从权威，而是敢于提出问题、主动思考、认真分析后得出自己的结论。护士也要积极创造求同存异的思想环境，避免随大流，寻求证据，勇于表达自我的观点。

3.提高护理教师的评判性思维能力

护生的评判性思维能力大多时候由护理教师来引导培养，教师在教学过程中，营造民主的氛围，使用开放的教学方法，训练学生的评判性思维。

4.结合临床实践

护理评判性思维能力是在长期的临床实践中逐步发展起来的，不是短期形成的。复杂多变的临床环境，需要具有评判性思维的护士来进行有意义的判断、反思、推理及决策。

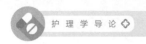

（三）促进护理评判性思维的方法

1.实践反思法

实践反思法是学习者在临床护理实践之后，反思自己的实践过程并加以记录的方法。常用于培养见习护士或实习护士的评判性思维能力。实践反思法的具体方法：写关于护理实践的反思日记，科室定期讨论，带教评阅以及经验共享。

2.苏格拉底问答法

苏格拉底问答法是一种探究性质疑，由希腊哲学家苏格拉底提出。在现代护理教育中教师提出一系列问题让学生思考作答，潜移默化地引导学生使用评判性思维。教师所提问题主要涉及：澄清问题，探讨假设，探究原因和证据，不同视角看事情，探究含义和后果。

3.归纳性思维的教学模式教学法

归纳性思维的教学模式教学法亦称Taba教学法，在20世纪60年代，希尔达塔巴以护理程序模式为基础，提出的培养护士独立分析和解决问题能力的方法。该方法分为3个阶段：第一阶段为学习者对事物进行观察分类；第二阶段教师通过技巧性的提问引导学习者进入分析推理的思维过程，分析原因并进行临床推理；第三阶段是学习者报告结果。

此外，还可采用促进评判性思维的9个问题：期望达到的主要目标是什么？为达到主要预期目标应解决哪些问题？问题发生在什么样的环境下？需要具备哪些知识？允许误差的空间有多大？决策的时间有多少？可利用的资源有哪些？必须考虑哪些人的意见？影响思维的因素有哪些？思考这些问题能帮助护士在面对复杂的临床环境时，充分运用评判性思维科学地做出恰当的临床决策。

第二节　临床护理决策

护理评判性思维的核心目的是帮助护士在面临各种纷繁复杂的护理现象和护理问题时，进行正确的反思与选择，做出符合服务对象利益的护理决策。在临床护理实践中，患者的需要越来越多元化，正确的护理决策显得尤为重要。

 临床护理决策的概念与分类

（一）临床护理决策的概念

决策是对不确定的问题，通过一些定量分析方法，从众多备择方案中选定最优方案的过程。临床护理决策是指在临床护理实践过程中，由护士做出关于患者护理服务的专业决策的复杂过程。临床护理决策的基本含义包括：备选答案多样和通过选择消除不确定性状态。这种专业决策可以针对患者个体，也可以是针对患者群体。临床护理决策的思维过程要求护士进行缜密的逻辑推理，行为过程要求护士选择最佳方案。

（二）临床护理决策的分类

由于临床患者病情复杂多变，护士要解决的护理问题也非一成不变，所以护士要想做出恰当的护理决策，需要以评判性思维为基础。由于护理专业的特殊性，临床护理决策通常可以划分为 3 种类型。

1. 确定型临床护理决策

确定型临床护理决策是指护理人员在事件结局完全确定的情况下做出的决策。护理人员需要权衡不同方案的利弊，选出最佳方案。

2. 风险型临床护理决策

风险型临床护理决策是指护理人员在事件结局未定，但其概率可以估计的情况下做出的临床护理决策。风险型临床护理决策包括 3 个基本条件：存在 2 种以上结局、可以估计自然状态下事件的概率和可以计算不同结局的收益和损失。

3. 不确定型临床护理决策

不确定型临床护理决策是指护理人员在事件结局未定，且相关事件的概率也不能确定的情况下做出的临床护理决策。此时，决策者的临床经验和主观判断发挥重要作用。

二　临床护理决策的步骤

在复杂多变的护理工作环境中，护士需根据患者表现出的症状、体征及获得的其他资料，通过周密推理，选择并实施方案，以达到有利于患者康复的最佳决策的目的。临床护理决策通常包括以下 5 个方面。

（一）明确问题

做出合理决策、正确解决护理问题的前提是明确问题。解决临床实践的具体问题是临床护理决策的根本目的，通过观察、沟通等方式评估患者综合条件，经过归纳推理或演绎推理，对患者潜在的或现存的健康问题做出合理的判断，从问题发生的部位、性状等方面分析原因。例如，当护士观察到患者口唇指（趾）、甲床等皮肤较薄、色素较少和毛细血管较丰富的部位呈青紫色，可以推断患者出现了发绀。

（二）陈述目标

在临床护理决策时，明确问题后，应进一步确立具有针对性与可行性的目标。应充分考虑达到每项目标的具体评价标准。按照一定的标准对目标的重要性进行排序，建立优先等级，率先关注最重要的目标以获得主要的结果。根据实际情况可分为短期和（或）长期目标，增加实现目标的信心。

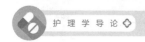
（三）选择方案

临床护理决策的核心环节是选择方案。护理人员在选择最佳方案前，应该收集有效信息及有用证据，充分寻找各种可能的解决备择方案，并正确评估选择方案。

1.寻找备择方案

根据之前确立的临床护理决策目标，护理人员运用护理评判性思维，通过质疑、推理、论证来寻求所有可能的方案作为备择方案。在解决护理问题时，护士可从护理干预或患者护理策略中获取备择方案。

2.评估备择方案

根据客观原则，护士对之前寻求的各种备择方案进行评估分析。此时护士应与患者充分合作，预测每一备择方案可能产生的积极或消极作用。

3.做出选择

评估各种备择方案后，可采用列表法，将备择方案进行排列，通过比较分析选择最符合标准的最佳方案。

（四）实施方案

检验所做决策的科学性，需要在具体实施所选择的方案的过程中进行。在此阶段，护士需要根据选择的最佳方案制订计划，合理安排实施步骤，正确预测实施过程中可能出现的障碍，并制订相应的计划来预防、减少或应对这些意外情况。

（五）评价和反馈

护理评判性思维贯穿于方案实施的整个过程，护士运用这种思维评价采取的策略、检验策略的结果、验证其效果及目标达成度。及时有效地评价和反馈，有利于提高护士的临床护理决策能力。

当临床护理决策的对象是群体时，应调动群体的积极性，使他们充分参与到决策过程中。同时，护士应注意具体问题具体分析，确定群体的首要问题，预测解决最主要问题需要的时间，确定如何提高解决问题的效率。

三　临床护理决策的影响因素

临床护理的决策受到多种因素的影响，总的来说主要来自 3 个方面：个体因素、环境因素和情境因素。

（一）个体因素

护士的价值观、知识经验、个性特征等都会影响临床护理决策。

1.价值观

价值观是决策的基础。在决策时，护士应该意识到，个人价值观会影响和限制问题的明确、目标的选定以及方案的确立。因此，为了保障决策的客观性，护士应运用护理评判性思维，尽量减少自身价值观对临床决策的影响。

2.知识经验

要根据知识经验做出科学的临床决策，护士必须具有扎实的多学科知识和丰富的实践经验。一般而言，护士自身知识水平越高，越能有效地运用评判性思维。丰富的临床决策经验有助于护士提出更多的备择方案。另外，如果护士忽视客观事实，一味地按经验处理，也有可能出现错误决策。

3.个性特征

护士的个性与人格特征，如自信、公正、独立等，均会影响临床护理决策过程。自信、独立有助于实施临床护理决策，但是不要过度自信、独立，要多与他人沟通，倾听别人的意见，取长补短，通力合作。

（二）环境因素

护士在临床护理决策的过程中受诸多周围物理和人文环境的影响，包括病房设置、气候等物理环境因素，以及人际关系与可利用资源等人文环境因素。灵活地发挥有利因素，尽量避免不利因素，比如，建立和维护良好的护理人际关系有益于临床护理决策。

（三）情境因素

1.与护士本人有关的情境因素

护士在决策过程中自身所处的状态和对相关信息的把握程度会影响临床护理决策。护士应充分了解所处情境，独立、自主地做出决策。比如，旺盛的精力和注意力将提高决策的准确性。此外，适度压力能促进护士做出恰当的临床决策，但应激过度会降低个人的思维能力并阻碍决策过程。

2.与决策本身有关的因素

临床护理决策过程涉及患者的临床表现和行为反应、护理干预及决策的环境特征等因素。这些因素的数量、不确定性、变化或相互间的冲突都影响决策难度。

3.决策时间的限制

护理工作的性质决定了护士必须快速地进行决策，但如果时间限制太紧，容易使护士在匆忙之中做出不满意的决策。

 ## 四 临床护理决策能力的发展

在特殊多变的护理环境中，做出正确的临床护理决策不仅要应用护理程序，还需培养护士的评判性思维能力。因此，在培养护士评判性思维能力的同时，还要帮助他们掌握发展临床护理决策的有效策略。

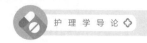
（一）遵守政策和法规

与诊疗护理工作相关的政策和法规能够为护士在法律规定的范围内进行临床护理决策提供依据。护士应学习这些政策和法规，特别应注意与患者健康问题相关的一些标准，并以此来规范自己的行为，做出合法的临床护理决策。

（二）熟练运用护理程序

在临床护理决策中，提高护士运用护理程序的能力和技巧。注意积累相关知识，了解服务对象的临床表现、病因和护理措施。护理程序是思考与行动的结合。

（三）熟悉护理常用仪器

熟悉常用的静脉注射泵、计算机、监护仪等护理仪器的使用，有助于正确地实施决策。

（四）注意运用多方资源

在日常的学习和工作中，树立终身学习的观念，主动学习他人的智慧，有意识地训练和提高自己的临床护理决策能力。关注患者意愿，鼓励他们积极参与决策过程。

第三节 循 证 护 理

在这个信息大爆炸的时代，护士很难从大量不同方向的文献资料中精准获取自己所要的信息。例如，护士在针对某一具体问题进行临床护理决策时，经常会遇到同类研究结论相互矛盾，难以抉择，而循证护理则可以帮助护士解决这个难题。循证护理是从循证医学延伸出来的独立的护理学科，是重要的科学思维方法。循证护理通过审慎分析、评价、筛选，利用当今最新、最严谨的研究证据，使患者获得最佳的护理方案，使以经验为基础的传统护理，向有证可循的现代护理发展。

一、循证护理概述

（一）循证护理的概念

循证护理又称实证护理或以证据为基础的护理，是护理人员在护理活动中，审慎、明确和明智地将科研结论与临床经验、患者需求相结合，获得实证，作为临床护理决策依据的过程。积极运用和发展循证护理，可帮助护士为患者实施最佳的护理。

（二）循证护理的基本要素

循证护理包含 4 个基本要素：可利用的最佳证据，护理人员的实践技能和临床经验，患者的实际情况、价值观和愿望，以及应用证据的临床情境。

1.可利用的最佳证据

可利用的最佳证据指来源于研究结果，经过严格鉴定和筛选后获得的设计合理、结果真实、有临床实用价值的证据。此过程以临床流行病学的基本理论、临床研究的方法学以及研究质量的评价标准为依据进行评价。如果没有足够的研究结论作为依据，则可将专家意见和共识作为现有证据。

2.护理人员的实践技能和临床经验

护理人员做出专业决策需要系统的临床知识、熟练的实践技能以及对问题的敏感性。这些有助于护理人员将最佳证据灵活地应用于临床决策中，而非照本宣科、生搬硬套。由于护理人员是临床循证护理的计划者和实施者，所以更要树立终身学习的观念，不断地丰富自己、提升自己。

3.患者的实际情况、价值观和愿望

循证护理决策的核心是患者寻求护理、恢复健康的需求，只有尊重患者，得到患者的配合，才能取得更好的护理效果。患者的需求具有多样性，不同患者在同种疾病的相同阶段也可能有不同需求。现代护理强调为患者提供个体化、人文化的护理。因此，护士应具备人文关怀的素质和利他主义精神，结合患者的实际情况、价值观和愿望，运用最佳证据，尽量满足患者需要。

4.应用证据的临床情境

临床情境不同，证据的有效性与可行性则可能不同。比如，在一个情境下有效的证据，换一个情境后不一定有效。这与该情境的资源分布情况、医院硬件和软件条件、患者经济承受能力等有关。所以，应用证据需要因地制宜，看证据是否可行、是否与情境相匹配、是否具有临床意义。

（三）循证护理实践的意义

1.促进护理科研成果在临床中的应用

在循证护理的过程中，护理人员在寻找证据和评价证据时，查阅了大量科研文献，了解了本专业最新的研究方向和研究成果，潜移默化地将其用于护理实践，实现了科研成果的实践转化，同时护士结合临床经验可修正护理科研的不足之处，二者相辅相成。

2.促进护理实践的科学性和有效性

循证护理将最佳证据、临床经验和患者需求有机地结合，而传统的护理难免更多依赖护士的经验，而忽视了科学依据和患者偏好，所以循证护理充分利用了科学的研究成果，为患者提供个性化服务，使护理实践更具科学性和有效性。

3.促进护理资源的有效利用

随着世界范围内生物医药文献的剧增，卫生保健活动追求疗效和效益的全面发展，循证护理越来越受到重视。循证护理总结归纳现有的科研成果，剔除不严谨的研究，形成系统评价，并普及卫生工作人员，指导其做出最佳临床护理决策，避免科研的重复性，减少变异性带来的不必要的资源浪费，加速新知识的转化，促进护理资源的有效利用。

4.促进护理人员知识更新及科研水平的提高

作为循证实践的分支，循证护理要求护士以护理研究为基础，而非以往基于直觉或经验，提高科研水平，不盲从研究结论，审慎、明智地选出最佳证据。同时，护士需要夯实基础，不

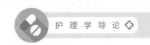

断更新知识和技能，改进护理工作效率，提高护理服务质量。循证护理培养了护士评判性思维，有利于做出最佳临床护理决策。

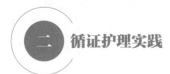 **循证护理实践**

（一）循证护理实践步骤

循证护理实践步骤主要分为5步：明确问题、寻找证据、评价证据、应用证据、评价效果。

1.明确问题

明确问题是寻找证据的前提。护士可将实际问题转化为结构化的检索提问。在量性研究中，采用PICO-D模式，P为研究对象（population）、I为干预措施（intervention）、C为对照措施（control）、O为结局指标（outcome）、D为计划纳入的研究类型（design & methodological quality）。在质性研究中，采用PICo模式，P为患者或服务对象群（patient）、I为感兴趣的现象（interest of phenomena），Co为具体情形（context）。

2.寻找证据

根据问题制订科学的检索策略，寻找证据，循证护理的研究证据来源于质性研究、叙述性研究和量性研究，具有多元性。证据可来源于系统评价、二次研究文献和原始论文。二次研究文献可查询的数据库包括：Cochrane图书馆——目前临床疗效研究证据的最好资料库；临床证据（CE），是全球最权威的循证医学数据库之一；最佳实践——涵盖基础、预防、诊断、治疗和随访等证据；Campbell图书馆——提供关于社会和教育政策及实践效果方面的证据。原始论文可查询的数据库有：中国生物医学文献数据库（CBM）、中国期刊全文数据库（CJFD）、中文科技期刊数据库以及万方数据资源系统等。在所有数据库用关键词或主题词进行检索后，还可通过检索文献的参考文献进一步检索。

3.评价证据

评价证据是循证护理的关键环节。运用临床流行病学和循证医学中评价文献质量的原则和方法，不同类型的文献采用不同的评鉴工具，严格评鉴检索文献内部真实性和准确性、外部推广性和适用性以及能否解决患者的实际问题，经过统计学分析，分出最佳证据、无效证据和待定证据。

4.应用证据

以评价出来的最佳证据为基础，制订并实施科学的临床护理计划。实施计划时，结合个人经验做出的最佳护理决策，可对护理过程和护理效果产生积极的影响。在这个过程中，护士可以将实施的情况在不同领域交流、推广。

5.评价效果

在临床实践中运用证据以后，必须动态监测临床证据的实施情况以及给卫生保健系统、护理过程和患者带来的影响。常用自我评价、同行评议和评审等方式，也可以利用医疗仪器等客观指标进行评价。其效果反馈有助于改善护理过程。同时，护士要根据最新的研究成果，审慎地调整甚至终止现行决策。

（二）循证护理实践应注意的问题

目前，我国循证护理的发展还不够成熟，对循证护理的认识和运用上存在一些误区和偏差，循证护理实践应注意以下问题：正确理解循证护理的核心思想，正确理解最佳证据的含义，正确应用最佳证据和正确利用评价反馈。

1.正确理解循证护理的核心思想

循证护理核心思想是运用现有的最佳研究证据，结合护士的经验、患者的需求，做出合理临床护理决策。目前，我国循证护理领域存在的主要误区为：一是将循证护理等同于开展原始研究，实际上循证护理是对收集的外部证据进行评价、筛选和总结；二是将循证护理简单等同于将文献检索后的结果应用于临床实践，实际上循证护理需要对文献进行严格评鉴，以免不可靠的结论误导护理实践；三是将文献综述和系统评价混淆，循证实践的系统评价收集资料全面，而文献综述倾向于与自己观点一致的资料；四是将循证护理等同于系统评价或Meta分析，实际上系统评价是循证护理的基础，Meta分析的结果是循证护理的证据。

2.正确理解最佳证据的含义

最佳证据是来自设计严谨、具有临床意义的研究结论，而不仅仅是随机对照试验的结果，还可以是非随机对照研究、前瞻性队列研究和回顾性病例对照研究等，质性研究也提供关于患者体验等方面的重要证据。因为基于护理服务的人文性，随机对照试验具有一定的局限性。

3.正确应用最佳证据

循证护理不是单纯地把证据作为决策，而是将最佳证据、护士经验和患者需求相结合，综合分析，本着服务患者的理念，发扬利他精神，做出维护患者利益的恰当的临床决策。

4.正确利用评价反馈

循证护理不是一成不变的，而是动态发展的。在此过程中，正确的评价反馈一方面使护理决策更完善，护理实践更科学，护理质量更高；另一方面，也促使护士不断反思，不断改正不足，有利于自身水平的提升。

✦› 本章小结

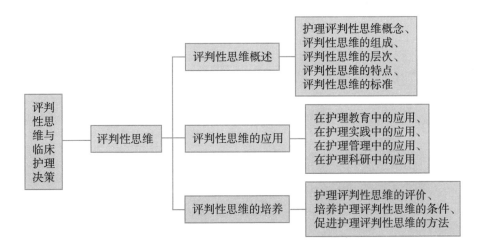

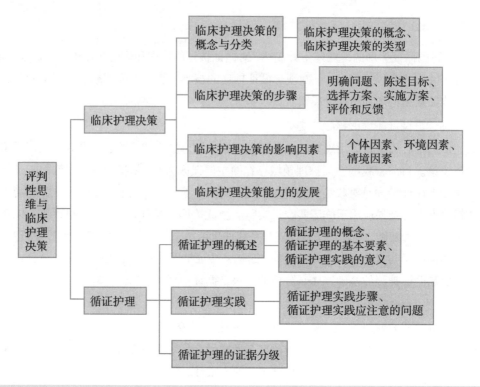

📝 **思考题**

1. 护理评判性思维分为哪几个层次?

2. 临床护理决策的步骤是什么?

3. 作为一名护士,如何做出科学的临床护理决策?

第六章

护理程序

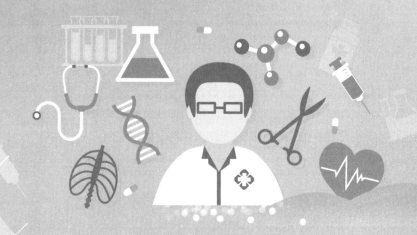

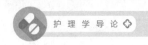

学习本章后，能应用护理程序对患者进行整体护理；能应用资料收集方法收集患者资料；能利用常用护理记录方法书写临床护理记录。

◉ 学习要点

1.掌握护理程序、护理诊断的概念，护理诊断的陈述结构和方式，护理诊断的4种类型和组成部分。

2.熟悉资料收集的内容、方法，护理诊断的排序原则，制订预期目标和护理措施的要求，主观资料和客观资料的区别。

3.了解临床护理记录常用的记录方法；护理诊断与合作性问题、医疗诊断的区别。

✿ 案例导学

护士张某是一名急诊科护士，晚上值班时突然收了一名急诊患者，这是一位临产孕妇，腹痛1小时，宫口开2指，患者陪同家属很多，患者丈夫要求先给孕妇做B超，婆婆要求立即剖宫产，孕妇希望能立即输液、吸氧，面对复杂的临床情境，张某该如何处理临床问题呢？

请问：

1.护士张某该如何收集孕妇资料。

2.护士张某该如何确定患者的主要护理问题，并针对首优护理问题提出护理措施。

护理程序是通过全面评估及分析服务对象生理、心理、社会、精神、文化等方面的需要，继而根据需要制订相应的护理计划并实施，评价其护理效果，使服务对象得到完整的、适应个体需要的护理。护理程序是一种系统而科学地安排护理活动的工作方法。这种工作方法体现了护理专业的独立性和科学性，能为临床护理工作提供科学的程序与方法，也体现出护理学科的系统化、科学化。

第一节 概　　述

护理程序指护士通过准确的评估，做出有效的判断，确认服务对象现存或潜在的健康问题，制订符合服务对象需求的护理计划，合理安排护理活动，最后评价服务对象健康状况的改变，确定护理活动是否有效的一种科学而系统的工作方法。护理程序能有效地提高护理质量。

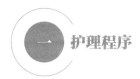

一 护理程序

（一）护理程序的发展史

1955 年，美国护理学家赫尔（Hall）首先提出"护理程序"的概念，认为护理程序是一种观察、测量、收集资料及分析结果的科学工作方法。继赫尔之后，许多护理学家对护理现象进行系统的理论总结与研讨，并从不同角度尝试描述护理程序。其中美国护理理论学家约翰逊（Johnson）、奥兰多（Orlando）、威登贝克（Wiedenbach）等尝试将护理程序描述为 3 个步骤。

1967 年，美国护理学家尤拉（Yura）确定护理程序包括评估、计划、实施及评价 4 个步骤。

1973 年，美国公共健康护理学家盖比（Gebbie）在护理程序中加入了护理诊断，同年，美国护士会规定护理程序包括评估、诊断、计划、实施及评价五个步骤，并将其列入护理实践标准。

1982 年，美国注册护士执照考试将护理程序纳入考试范围。

1984 年，美国医疗机构认证联合委员会要求医疗机构必须以护理程序的方式记录护理全过程。

20 世纪 80 年代初，护理程序被引入中国，并逐步开始实行以护理程序为中心的责任制护理。1994 年经美籍华人学者袁剑云博士介绍，国内部分医院开始试点开展整体护理，即以护理程序为核心，建立模式病房，对患者进行有效的整体护理。1996 年全国整体护理协作网正式组建。1997 年卫生部下发《关于进一步加强护理管理工作的通知》，要求各医院积极推行整体护理。

目前，整体护理与护理程序正在健康发展中，广大护理工作者正在积极探索适应我国国情的具有中国特色的整体护理实践模式，开展优质护理。

（二）护理程序的概念

护理程序（nursing process）是一种有计划、系统而科学的护理工作方法，目的是确认和解决服务对象对现存或潜在健康问题的反映。

护理程序是具有综合性、动态性、决策性和反馈性的思维及实践过程。综合性是指要用多学科的知识来处理服务对象对健康问题的反应；动态性是指根据服务对象健康问题的不断变化提出并随时调整护理措施；决策性是指针对服务对象的健康问题决定采取哪些护理措施；反馈性是指实施护理措施后的效果又反过来决定和影响下一步护理措施的制定。

（三）护理程序的特点

1.以服务对象为中心

护士根据"以健康为中心"的指导思想，运用护理程序，根据服务对象的生理、心理及社会需求安排护理活动，提供个体化的护理，解决健康问题。

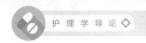

2.循环性和动态性

护士根据服务对象健康的动态变化，随时调整护理活动，及时做出评价并采取相应措施，使护理程序动态地循环。

3.科学性

护理程序是在吸收了多学科理论成果的基础上构建而成的，体现了现代护理学的科学性。

4.互动性和协作性

护士在护理过程中，需要与护理对象、家属、医生、同事及其他人员交流和合作，以提高护理效果。护士还应尽可能调动服务对象参与配合护理活动，并提高服务对象健康意识和自我照顾能力。

5.创造性

在护理过程中会遇到许多突发状况，护士需要运用评判性思维，根据护理对象的健康问题及特殊需求，独立地、创造性地设计和解决实践问题。

6.普遍性

护理程序适合在任何场所、为任何护理对象安排护理活动。无论护理对象是个人、家庭、社区，无论护理工作的场所是医院、社区诊所还是保健康复机构，护士都可以应用护理程序提供护理服务。

（四）护理程序的步骤

护理程序由护理评估、护理诊断、护理计划、护理实施和护理评价五个步骤组成，同时这五个步骤之间是相互联系、相互依赖、相互影响的循环过程。

1.护理评估

护理评估是护理程序的第一步，通过有计划、有步骤地收集患者的生理、心理、社会方面的健康资料，并进行整理和分析，对患者的健康问题做出大致的判断，为护理活动提供可靠的依据。作为护理程序的基础，护理评估的质量直接影响着后续护理活动的准确性。同时，护理评估也贯穿于护理工作的始终及护理程序的全过程，在不同的时间段运用可发挥不同的作用。

2.护理诊断

在评估基础上对所收集的资料进行分析并提出护理诊断，从护理的角度描述服务对象的健康问题。

3.护理计划

根据护理诊断，制定出一系列预防、消除或减轻这些问题的护理措施及方法，包括排列护理诊断顺序、确定预期目标、制订护理措施及书写护理计划。

4.护理实施

护理实施是护士及服务对象按照护理计划共同参与实践护理活动。

5.护理评价

护理评价是将服务对象的健康反应、护理效果与预期的目标进行比较，加以分析、评价。必要时，应重新评估服务对象的健康问题，引入下一个护理程序的循环。

护理程序是一个循环的、动态的护理活动，护士以增进和恢复服务对象的健康为目的，包括评估服务对象的健康问题，列出护理诊断，制订护理计划，实施护理计划，对护理效果进行评价（图6-1）。

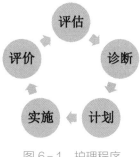

图6-1 护理程序

 二 护理程序的理论基础

护理程序的理论基础源于多学科理论，包括系统理论、需要理论、应激与适应理论、生长发展理论、沟通理论、解决问题学说等。各理论相互交联、相互支持，共同为护理程序提供理论上的支持与解释。

系统理论是护理程序的结构框架和功能体现的依据。

人类基本需要层次论为护理对象资料收集或整理的依据，并按照需要层次的划分，排列护理诊断的顺序，确定护理的重点。

应激与适应理论可助于观察和预测患者的生理和心理反应，并依此制订护理计划，采取护理措施，减轻应激源的作用，提高患者的适应能力。

成长与发展理论帮助护士观察评估不同年龄阶段服务对象的身心变化及健康问题。

沟通理论有助于提高护士与患者有效交流的能力和技巧，用于护理程序的各阶段，确保护理程序的最佳运行。

解决问题学说为护士有效确认患者健康问题，为寻求解决问题的最佳方案及评价效果提供了理论和方法的支持。

第二节 护理评估

护理评估是护理程序的首要步骤，是指系统而有计划地收集服务对象生理、心理、社会、精神和文化等方面的资料，加以整理与分析，以判断服务对象的健康问题，继而确定预期目标与护理措施，为护理活动提供可靠依据。护理评估是护理程序的基础，同时也是护理程序中最为关键的步骤。如果评估不正确，将导致护理诊断和计划的错误以及预期目标失败。

护理评估的概念

护理评估是指有系统、有组织地收集资料，并对资料加以整理与分析的过程，目的是明确服务对象所要解决的健康问题。评估是一个动态、循环的过程，贯穿于护理程序各个步骤，既是确立护理诊断和实施有效护理措施的基础，也是评价护理效果的参考。

 护理评估的步骤

护理评估分为收集资料、核实资料、整理资料、分析资料和记录资料五个步骤。

（一）收集资料

护士系统、连续地收集服务对象健康状态信息的过程，可根据医院设计的"入院患者首次护理评估单"（附录一）进行，为提出护理诊断、制订护理计划、评价护理效果提供依据，还可为护理教学和科研积累资料。资料应包括服务对象生理、心理、社会等方面的资料。

1.资料的内容

护士在进行护理评估时，要全面了解服务对象的身体、心理、社会、文化、经济等情况，并做出准确的评估。内容主要包括一般资料、生活状况及自理程度、健康检查及心理社会状况等。

（1）一般资料。服务对象的姓名、性别、年龄、民族、职业、文化程度、婚姻状态、家庭住址、宗教信仰、联系人、本次住院的主要原因与要求、入院方式及医疗诊断、现在的健康状况等。

（2）生活状况及自理程度。服务对象饮食的种类、营养搭配及摄入情况、食欲、咀嚼及吞咽情况。服务对象在睡眠、休息后的体力恢复情况以及是否需要辅助睡眠。服务对象排便、排尿情况以及有无排便异常。

（3）健康体检。健康体检包括身高、体重、生命体征、意识、瞳孔、皮肤、口腔黏膜、四肢活动度、营养状况及心、肺、肝、肾的主要阳性体征等。

（4）心理社会方面的资料。性格特征、情绪状态、对疾病的认识和态度、康复信心、对护理的要求、希望达到的健康状态、应对能力等。工作环境、医疗保健待遇、经济状况、家属成员对患者患病的态度及对疾病的了解和认识等。近期的应激事件，如失业、丧偶、离婚、家人生病等。

2.收集资料的方法

收集资料的方法包括交谈、观察、健康评估、查阅等方法。

（1）交谈。收集主观资料的最主要方法是通过与服务对象和家属进行交谈。交谈不仅可促进护患关系，还可提高服务对象的依从性。初步交谈可依照护理评估框架、系统，有组织地收集资料。交谈时护士应注意运用沟通技巧，对一些敏感性话题应注意保护服务对象的隐私。护士可事先准备好交谈的提纲，交谈中引导患者，谈话环境要安静、舒适、不受干扰，并有适宜的照明，让患者在较放松、较少压力的情况下，陈述自己的内心感受。

（2）观察。观察是指护士运用感官或借助简单诊疗器械系统地收集健康信息的方法。观察是一个连续的过程，护士与患者初次接触即可观察服务对象的体态、神志、精神状态、皮肤黏膜、营养发育状况、呼吸方式、呼吸节律及频率、四肢活动能力等。在与服务对象做健康体检时可判断其某些组织和器官的物理特征，如皮肤温度和湿度、脉搏的跳动、器官的形态和大小、肿块的位置及表面性质等。

（3）健康评估。健康评估是收集客观资料的方法之一。护士运用视诊、触诊、叩诊、听诊、嗅诊等方法，对患者进行全面的体格检查，其目的是了解患者的阳性体征，确立护理诊断，从而制订护理计划。护士应掌握一定程度的体格检查技能及相关知识。

（4）查阅。查阅包括查阅患者的医疗病历、各种护理记录、既往健康记录、实验室及其他检查报告等。

除以上收集资料的方法外，也可以用心理测量及评定量表对服务对象进行心理社会评估。

3.资料的来源

资料来源可分为直接来源和间接来源。

（1）直接来源。护理对象是资料的主要来源，护理对象提供的资料是其他途径无法得到的。只要护理对象意识清楚、沟通无障碍、健康状况允许，就应成为资料的主要来源。通常护理对象可以提供准确的主观资料，但某些因素可以影响资料的准确性，如沟通环境的改变可能导致护理对象隐瞒事实。

（2）间接来源。间接资料来源包括与护理对象有关的人员，如亲属、朋友、同事等；其他医务人员，包括医生、护士和健康保健人员等；护理对象的医疗记录，既往疾病史和现有疾病的情况，辅助检查的资料，如各种实验室检查、病理检查等；各种医疗护理文献可以为护理对象的病情判断、治疗和护理提供理论依据。

4.资料的分类

资料的分类可以按照资料的来源划分，也可以按照资料的时间来划分。

（1）按照资料的来源划分，可分为主观资料和客观资料。

主观资料：主观资料指服务对象对自己健康状况的认知和体验，包括其知觉、情感、价值、信念、态度，对个人健康状态和生活状况的感知。例如，服务对象描述"头痛""下肢乏力""肚子痉挛性疼痛""手指麻木"等。一般来说，主观资料无法被具体的观察或测量。主观资料的来源可以是服务对象本人，也可以是其家属、重要影响人或其他医疗人员。

客观资料：客观资料指检查者通过观察、会谈、体格检查和实验室检查等方法获得的有关服务对象健康状况的资料，如面色潮红、瞳孔缩小、心率增快、血压下降等资料。检查者需具有敏锐的观察能力及丰富的临床经验以全面而准确地获取客观资料。

（2）按照资料的时间划分，可分为既往资料和现在资料。

既往资料：是指与服务对象过去健康状况有关的资料，包括既往病史、住院史、过敏史等。如过去的血压、血糖情况，过去的住院治疗、用药等情况。

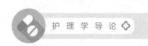

现在资料：是指与服务对象现在健康状况有关的资料，如现在的血压、心率、体温、睡眠、二便等情况。

（二）核实资料

护士在收集资料后，应核实资料的真伪及价值，加以分析、比较。

1.核实主观资料

核实主观资料并非出于对患者的不信任，而是由于患者的感知有时可能出现偏差，因而需要用客观资料对主观资料进行核实。如患者自述"我感觉心慌"，可以用测量脉搏加以证实。

2. 澄清含糊资料

如果在资料收集整理过程中，发现有些资料内容不够完整或不够确切，应进一步取证和补充，以保证资料的完整性及准确性。如患者诉说"时常出现腹痛"，护士需要进一步询问腹痛的部位、性质及持续时间等。

（三）整理资料

整理资料是护理评估的重要组成部分，是将收集的资料进行归纳、分类，以暴露服务对象的护理需求，提出护理问题。资料的分类可按马斯洛的需要层次、戈登的 11 种功能性健康形态或北美护理诊断协会（NANDA）的人类反应形态分类法 II 进行诊断分类。

1.按马斯洛的需要层次进行诊断分类

（1）生理的需要。生理的需要包括身高、体重、心率、呼吸、营养、排泄等。

（2）安全的需要。安全的需要包括对医院环境感到陌生，害怕被人遗忘，担心得不到良好的治疗和护理，手术前感觉紧张，对各种检查和治疗感到惧怕，对医护人员的技术不信任，担心经济问题等。

（3）爱与归属的需要。爱与归属的需要包括患者害怕孤独，希望有亲友来探望等。

（4）尊重的需要。尊重的需要包括服务对象怕被别人看不起，希望得到尊重；护理对象对自己的个人习惯、价值观、宗教信仰希望得到理解等。

（5）自我实现的需要。自我实现的需要包括服务对象担心住院会影响工作、学习，无法实现自己的理想等。

2.按戈登的 11 种功能性健康形态进行诊断分类

（1）健康感知—健康管理形态。健康感知—健康管理形态指服务对象对自己健康状态的感知以及维持健康的方法，如疾病起因、既往住院情况、本次入院期望等。

（2）营养—代谢形态。营养—代谢形态指与代谢需要有关的食物、液体消耗的状况以及局部营养供给情况，如营养和液体的摄入、组织完整性及生长发育等的需求。

（3）排泄形态。排泄形态包括排便、排尿以及皮肤的排泄状况。

（4）活动—运动形态。活动—运动形态指服务对象运动、活动、休闲与娱乐状况，如日常活动情况、有无移动障碍或疲劳等。

（5）睡眠—休息形态。睡眠—休息形态指服务对象睡眠、休息以及精神放松的状况。

（6）认知—感知形态。认知—感知形态指服务对象的认知能力及感官功能，如有无听觉、视觉、触觉障碍，有无疼痛、眩晕等。

（7）角色—关系形态。角色—关系形态指服务对象从事的角色任务及人际关系的互动情况，如支持系统、婚姻状况、有无父母或亲属等。

（8）自我认识—自我概念形态。自我认识—自我概念形态指服务对象对自我价值与情绪状态的信念与评价，如对自我的描述，疾病对自我概念的影响等。

（9）性—生殖形态。性—生殖形态指服务对象的性态度及生殖器官功能，如生育史、性欲、月经等。

（10）应对—压力耐受形态。应对—压力耐受形态指服务对象的压力程度，应对与调节压力的状况，如主要生活变化、解决问题的能力等。

（11）价值—信念形态。价值—信念形态指服务对象进行选择及决策的价值观，如宗教信仰等。

3.按北美护理诊断协会的人类反应形态分类法Ⅱ进行诊断分类

（1）促进健康。完好状态或功能正常的意识以及继续控制或增强完好状态或功能正常的对策。

（2）营养。摄入、吸收和应用营养素的活动以满足生理需要和健康的能力。

（3）排泄。分泌和排泄体内废物的能力。

（4）活动与休息。能量的产生、转化、消耗或平衡。

（5）感知／认知。对信息的感觉、整合和反应的能力。

（6）自我感知。对自我认识的感觉、整合和反应的能力。

（7）角色关系。建立或维持人际关系的方式和能力。

（8）性／生殖。性别的认同，性功能和生殖。

（9）应对／应激耐受性。处理生活事件、环境变化的能力。

（10）生活准则。针对生活事件的个人观点、行为方式及所遵循的原则。

（11）安全／防御。避免危险，避免机体损伤或免疫系统的损伤，保障安全。

（12）舒适。感觉精神、身体和社会的完好状态或放松状态。

（13）成长／发展。机体和器官的生长与年龄相适应。

（四）分析资料

护士收集资料后，应将资料进行归纳分类，对资料进行组织、核实和分析，并查漏补缺、分析对比，在资料中发现服务对象的健康问题，找出相关因素，评估危险因素，为护理诊断的提出和护理计划的制订提供基础。

（五）记录资料

记录资料是护理评估的最后一步，目前无统一格式，一般可根据收集资料时的分类方法，自行设计表格记录。记录时应遵循全面、客观、准确、及时的原则，并符合医疗护理文件书写要求。

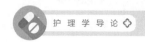
第三节 护理诊断

护理诊断（nursing diagnosis）是护理程序的第二步，是护士对评估所得的资料进行分析和判断的过程。护理诊断为护理计划的制订提供了依据，为护理活动的实施和评价奠定了基础。

 护理诊断的概念及命名意义

（一）护理诊断的概念

1990年，北美护理诊断协会提出并通过了护理诊断的定义，护理诊断是关于个人、家庭、社区对现存或潜在的健康问题及生命过程反应的一种临床判断，是护士为达到预期的结果选择护理措施的基础，这些预期结果应能通过护理活动达到，是护理程序的一个重要组成部分。

（二）护理诊断的命名意义

在护理工作中，使用统一命名的护理诊断具有以下意义。

1.促进护理学科的发展

护理学是一门独立的学科，在护理学中使用统一的诊断，有助于护理人员之间的交流与探讨，有助于护理人员针对服务对象的健康问题有一致的认知和共识，进而提供持续性照护。

2.有利于临床护理质量的提高

护理诊断为护士有针对性地制订护理计划提供了依据，便于护士有目的、有计划地为服务对象提供高质量的护理，体现了以人的健康为中心的护理理念。同时，"诊断"名词的统一，也利于总结和交流护理经验，进一步提高临床护理质量。

3.引导护理教育和研究向专业化方向发展

护理诊断能提高护理教育和护理研究的条理化程度，有助于交换和保存卫生信息，同时将教学和研究的重点指向服务对象的护理问题，而不是医疗问题。

4.促进护理信息管理现代化

护理诊断的统一命名，便于护理信息的储存和提取，也使应用计算机进行护理资料管理成为现实。

 护理诊断的发展史

1950年，美国学者麦克迈纳斯（Mchmanus）首先提出"护理诊断"一词，并对其进行了定义，他认为护理诊断是为"解决问题而做出的护理工作全过程"，并认为确定护理诊断应该由护士执行。1953年弗吉尼亚·弗莱（Virginia Fry）认识到护理计划中应包括护理诊断这一步骤，并强调护士应充分发挥其独立性功能。到20世纪70年代，人们逐渐认识到应该有专门的术语来阐述护士的诊断，并协助处理患者的健康问题。到1973年，美国护士会出版的《护理实践标准》一书才将护理诊断纳入了护理程序，并授权在护理实践中使用。同年，第一届全美护理诊断分类会议在美国密苏里州的圣路易市召开，会议提出了护理诊断的基本框架，并成立了"全国护理诊断分类小组"，旨在对现行的已应用于临床的一系列护理诊断方法给予推广、考察和确认。1978年美国第3届护理诊断分类会议提出了护理诊断的结构公式：PES公式即问题—原因—体征，并认为此公式是"制订护理诊断的指南"。1982年，全美护理诊断分类会议第五次会议因有加拿大代表参加，故将全美护理诊断分类小组更名为"北美护理诊断协会"，这次会议上确立了50个护理诊断名称，并就每一护理诊断的定义、原因和促成因素及诊断要点进行了详细的表述。此后，北美护理诊断协会每2年召开1次会议，专门研究、讨论、制订和修改护理诊断。多年来护理学者们不断修订和增补护理诊断。

 护理诊断的分类

针对健康问题的性质可将护理诊断分为现存的、潜在的、健康的和综合的护理诊断4种类型。护士需明确不同类型的护理诊断，才能结合服务对象实际情况，制订出满足个体需要的护理计划。

（一）现存的护理诊断

现存的护理诊断是对服务对象进行评估时所发现的当前正存在的健康问题或反应的描述。书写时，通常将"现存的"省略，如"体温过高"和"睡眠形态紊乱"即为现存的护理诊断。

（二）潜在的护理诊断

潜在的护理诊断是对易感的服务对象的健康状况或生命过程可能出现反应的描述，有学者翻译为危险的护理诊断。服务对象目前尚未发生问题，但有危险因素存在，若不采取护理措施，就可能会出现健康问题。通常用"有……的危险"进行描述，如有皮肤完整性受损的危险、有窒息的危险等。

（三）健康的护理诊断

健康的护理诊断是对个体、家庭或社区服务对象具有的达到更高健康水平潜能的描述。健康是生理、心理、社会、精神、文化各方面的完好状态，护理工作者的任务之一是帮助健康人促进健康。如一位母亲的护理诊断为"母乳喂养有效"，护士应帮助这位母亲坚持母乳喂养的良好行为。

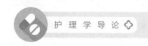

（四）综合的护理诊断

综合的护理诊断是指一组由某种特定的情境或事件所引起的现存的或潜在的护理诊断。如"强暴创伤综合征"是指受害者遭受违背意愿的、强迫的、粗暴的性侵犯后所表现的持续适应不良反应，包括情感反应、多种躯体症状、生活方式发生紊乱的急性期和生活方式重整的长期过程等。

四 护理诊断的组成部分

护理诊断有名称、定义、诊断依据和相关因素 4 个组成部分。

（一）名称

每一项北美护理诊断协会公认的护理诊断都有其特定名称。名称是对服务对象健康状况的概括性描述。常用改变、受损、缺陷、无效或有效等特定描述语，如"清理呼吸道无效""躯体移动障碍""知识缺乏"等。使用北美护理诊断协会–Ⅰ认可的护理诊断名称有利于护士之间的交流和护理教学的规范。

（二）定义

北美护理诊断协会在经过临床实践确认后，对每个护理诊断做出明确的定义。定义是对名称的一种清晰的、准确的表达，并以此与其他护理诊断相鉴别。每一个护理诊断都具有其特征性定义。如"组织完整性受损"的定义为"角膜、皮肤或黏膜组织破损或机体结构受到侵害（切口、皮肤溃疡、角膜溃疡或口腔破损）"。

有些护理诊断的名称虽然十分相似，但仍可通过定义中的差异而区分开。例如，"功能性尿失禁"的定义是"个体处于由于无能力或难以及时到达卫生间而尿失禁的一种状态"，"反射性尿失禁"的定义是"个体在没有要排泄或膀胱满胀的感觉下可以预见的不自觉地排尿的一种状态"。虽然两者都是尿失禁，但前者的原因可能是躯体移动障碍或环境因素，后者原因可能是由于脊髓损伤、肿瘤或感染引起的反射弧水平以上神经冲动传输障碍导致无法抑制的膀胱收缩。因此，确定护理诊断时，必须认真鉴别。

（三）诊断依据

明确诊断依据是正确做出护理诊断的前提。诊断依据是指做出护理诊断的临床判断依据，常常是患者所具有的一组症状和体征，以及有关病史，也可以是危险因素。对于潜在的护理诊断，其诊断依据则是原因本身（危险因素）。

根据诊断依据在特定诊断中的重要程度可将其分为主要依据和次要依据。主要依据是指形成某一特定诊断所应具有的一组症状和体征及有关病史，是诊断成立的必要条件。次要依据是指在形成诊断时，多数情况下会出现的症状、体征及病史，对诊断的形成起支持作用，是诊断成立的辅助条件。例如，"体液不足"的主要依据是"经口摄入液体量不足；摄入与排出呈负平

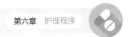

衡；体重减轻；皮肤或黏膜干燥"。次要依据是"血清钠升高；尿量减少或过量排尿；尿浓缩或尿频；口渴、恶心或食欲缺乏"。

（四）相关因素

护士要制订出有针对性的预期目标和护理计划，必须明确护理诊断的相关因素。相关因素是指引发服务对象健康问题的原因或情境，常见的相关因素包括以下 5 个方面。

1.病理生理方面

病理生理方面指与病理生理改变有关的因素。例如，"体液过多"的相关因素可能是右心衰竭。

2.心理方面

心理方面指与服务对象的心理状况有关的因素。例如，"活动无耐力"可能由疾病后服务对象处于较严重的抑郁状态引起。

3.治疗方面

治疗方面指与治疗措施有关的因素（用药、手术创伤等）。例如，"语言沟通障碍"的相关因素可能是使用呼吸机时气管插管所致，"便秘"可能是药物的副作用引起。

4.情境方面

情境方面指环境、情境等方面的因素（陌生环境、压力刺激等）。例如，"睡眠形态紊乱"可能与住院后环境改变有关，"角色紊乱"的原因可能是由于服务对象承担过多角色，一时出现角色冲突所致。

5.年龄方面

年龄方面指在生长发育或成熟过程中与年龄有关的因素，例如，婴儿、青少年、中年、老年各有不同的生理、心理、社会、情感等方面特征。

五 护理诊断的陈述结构与方式

（一）护理诊断的陈述结构

健康问题（problem，P）指服务对象现存的和潜在的健康问题。

原因（etiology，E）是指引起服务对象健康问题的直接因素、促发因素或危险因素。疾病的原因往往是比较明确的，而健康问题的原因往往因人而异，如失眠，其原因可能有焦虑、饥饿、环境改变、体位不舒适等，而且不同的疾病可能有相同的健康问题。

症状或体征（sympoms or Signs，S）指与健康问题有关的症状或体征。

（二）护理诊断的陈述方式

1.三部分陈述

三部分陈述即PES公式，多用于现存的护理诊断，例如，营养失调（P）、肥胖（S）与

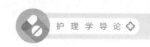

进食过多有关（E），低效性呼吸形态（P）、呼吸困难（S）与脊髓损伤导致通气量减少有关（E）。

2.两部分陈述

即PE公式。只有护理诊断名称和相关因素，而没有临床表现，例如，皮肤完整性受损（P）与长期卧床导致局部组织受压有关（E），便秘（P）与生活方式改变有关（E）。

3.一部分陈述

只有P，多用于健康的护理诊断。例如，执行治疗方案有效（P）。

以上3种陈述方式中，两部分陈述即PE公式最为常用。

 六 护理诊断、合作性问题与医疗诊断的关系

护理诊断和医疗诊断虽然同为"诊断"，但功能却大不相同。护理人员可依据护理诊断发展出满足服务对象需要的护理计划，帮助其改善所面临的健康问题；而医疗诊断是医疗团队治疗疾病的依据。在临床实践中，护士常遇到无法独立解决的护理问题，不能做出合理的护理诊断，这类问题属于合作性问题。

（一）合作性问题

在临床护理实践中，护士常遇到一些护理问题没有包含在北美护理诊断协会制订的护理诊断中，而这些问题也确实需要护士提供护理措施。因此，1983年，Llynda Juall Carpenito提出了合作性问题的概念。她认为护士需要解决的问题可分为两类：一类经护士直接采取措施可以解决，属于护理诊断，另一类需要护士与其他健康保健人员，尤其是医生共同合作解决，属于合作性问题。

合作性问题需要护士承担监测职责，同时应用医嘱和护理措施预防或减少并发症的发生。合作性问题的陈述方式是"潜在并发症：××××"，如"潜在并发症：心律失常"。

并非所有并发症都是合作性问题。若并发症可通过护理措施预防和处理，属于潜在的护理诊断。如小儿腹泻存在"有皮肤完整性受损的危险：与排泄次数增多及排泄物刺激有关"，护士可通过做好臀部的皮肤护理，避免红臀及局部皮肤破损。若并发症不能由护士预防和独立处理，处理决定来自医护双方，护理措施的重点是监测，则属于合作性问题。监测是指持续地收集相关资料以评价患者的健康状况是否发生变化，故监测不能改变患者状况或预防问题的发生，而是提供必要的信息来决定需要采取什么措施。如艾滋病患者由于机体免疫功能低下，护理措施无法预防其发生肿瘤，护士针对这一问题应提出"潜在并发症：肿瘤"，护士的主要职责是严密观察。再如，妊娠期高血压妇女可能发生"潜在并发症：胎盘早剥"，护士无法预防，只能严密观察病情，积极配合治疗，做好终止妊娠的准备与护理。

（二）护理诊断与医疗诊断的区别

护理诊断描述服务对象对其现存的或潜在的健康问题的反应，护士根据护理诊断可制订出符合服务对象需求的护理计划，帮助其适应和改善所面临的健康问题；而医疗诊断则代表医生基于患者疾病的健康史、症状、体征、实验室检查以及病程所确立的疾病名称，可用来作为医疗团队治疗疾病的依据。两者主要区别见表6-1。

表6-1　护理诊断与医疗诊断的区别

项目	护理诊断	医疗诊断
对象	针对个体、家庭、社区的健康问题或生命过程反应的判断	个体病理生理变化的判断
决策者	护士	医生
描述内容	描述个体对健康问题的反应	描述一种疾病
问题状态	现存或潜在的	多是现存的
适用范围	适用于个体、家庭、社区的健康问题	适用于个体疾病
稳定性	随健康状况变化而改变	通常不会改变

七　护理诊断书写的注意事项

（1）应使用统一的护理诊断名称。所列名称应明确、简单、规范，以利于护理人员之间的交流与探讨，规范教学。

（2）列出护理诊断应贯彻整体的观点。可包括生理、心理、社会、精神及文化各方面。一个护理诊断针对一个健康问题，一个患者可有多个护理诊断，并随病情发展而变化。

（3）避免用症状或体征代替护理诊断。如某患者大便次数增多，呈黄色稀水样便，伴有明显口渴、尿量减少。其护理问题应是"体液不足：与腹泻造成体液丢失有关"，而不是把资料当中的"腹泻""少尿"等表现当作护理诊断。

（4）护理诊断应明确相关因素。因为护理措施多是针对相关因素制订。同样的护理诊断可因不同的相关因素而具有不同的护理措施。如护理诊断"便秘：与背部受伤引起排便时疼痛有关""便秘：与心衰所致缺氧造成肠蠕动降低有关"，虽然两者诊断相同，但护理措施应根据不同的相关因素制订。

（5）特殊的护理诊断陈述方式。护理诊断"知识缺乏"的陈述方式较特殊，其陈述方式为"知识缺乏：缺乏××的知识"。如"知识缺乏：缺乏妊娠期保健的知识"。

（6）避免使用可能引起法律纠纷的语句。如将一个长期卧床患者的护理诊断书写为"皮肤完整性受损：与护士未及时给患者翻身有关""有受伤的危险：与病房照明不足有关"，可能引起法律纠纷，对护理人员造成伤害。

（7）避免价值判断。如"卫生不良：与懒惰有关""社交障碍：与缺乏道德有关"之类的文字。

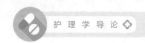

第四节 护 理 计 划

护理计划是护理程序的第三步，是护士在评估及诊断的基础上，综合运用医疗、护理、社会行为学等科学知识，对患者的健康问题、护理目标及护士所要采取的护理措施的一种书面说明，通过护理计划，可以使护理活动有组织、有系统地进行，以满足服务对象的具体需要。

 护理计划的目的和意义

护理计划的目的是使患者得到个性化护理，保持护理工作的连续性，促进医护交流，利于评价。这一阶段，护士的工作内容包括：排列护理诊断的顺序、确定预期目标、制订护理措施、书写护理计划。

护理计划的意义包括以下 6 个方面。

（1）指导护理活动。护理计划按照健康问题的主次顺序进行组织和排列，使护理活动更加有目标、有组织，是护士满足服务对象需要的行动指南。

（2）实现个体化护理。护理计划针对服务对象的健康问题制订，目的是解决服务对象对健康问题的反应，满足其独特的需要。因此，护理计划可保障为服务对象提供个体化护理。

（3）有利于护士之间的沟通。护理计划可帮助各班次护士之间进行沟通，保证护理活动的连续性和协调性。

（4）提供护理评价的标准。护理计划是科学而系统的护理活动的前提，确定预期目标是护理计划的重要步骤。预期目标既可为护理活动指明方向，又可为护理评价提供依据。

（5）增进护患关系。鼓励服务对象参与制订护理计划，在调动他们积极配合的同时，增进护患关系。

（6）提高护士的业务水平和能力。制订护理计划，要求护士综合运用医学、护理学、人文社会科学知识以及评判性思维技能，促进护士业务水平和能力的提高。

 护理计划的种类

护理计划自护士初次接触服务对象时开始，结束于服务对象离开医疗机构终止护患关系，可分为入院护理计划、住院护理计划和出院护理计划。

（一）入院护理计划

入院护理计划是指护士对服务对象进行入院评估后制订的综合的护理计划。由于住院期有逐渐缩短的趋势，因此计划应在入院评估后尽早开始，并根据情况及时修改。

（二）住院护理计划

住院护理计划是指护士根据获取的新的评估资料和服务对象对护理的反应，制订较入院计划更为个体化的住院护理计划。住院护理计划也可在护士接班后制订，主要确定本班为服务对象所提供的护理活动，以达到以下目的：确定服务对象的健康状况是否发生改变；排列本班护理活动的优先顺序；判断本班需要解决的核心问题；协调护理活动，以一次护理活动解决服务对象多个问题。

（三）出院护理计划

出院护理计划是总体护理计划的重要组成部分。护士从初次与服务对象接触开始，以满足服务对象需要为基础，根据服务对象住院和出院时的评估资料，推测如何满足服务对象出院后的需要并制订相应的计划。

三 护理计划的过程

护理计划包括排列护理诊断的优先顺序、确定预期目标、制定护理措施、护理计划成文4个方面的内容。

（一）排列护理诊断的优先顺序

当服务对象出现多个护理诊断或问题（包括合作性问题）时，需要先对这些护理诊断/问题进行排序，以便根据问题的轻、重、缓、急来安排护理工作。排序时要考虑到护理问题的重要性和紧迫性，把对服务对象生命威胁最大的问题排在最前面，其他问题依次排列。护理问题在优先次序上可分为首优问题、中优问题和次优问题三类。

1.首优问题

首优问题指对生命威胁最大、需要立即解决的问题。如心排血量减少、气体交换受损、清理呼吸道无效、严重体液不足、组织灌流量改变等问题。在紧急情况下，尤其是急危重症患者，可同时存在几个首优问题。

2.中优问题

中优问题指虽然不直接威胁生命，但对服务对象在精神上和躯体上造成极大痛苦，严重影响健康的问题。如急性疼痛、压力性尿失禁、体温过高、睡眠形态紊乱、有受伤的危险、有感染的危险、焦虑、恐惧等。

3.次优问题

次优问题指个人在应对发展和生活变化时所遇到的问题。这些问题与特定的疾病或其预后并不直接相关，如社交孤立、家庭作用改变、疲乏、精神困扰等。但这些问题并非不重要，同样需要护士给予帮助，使问题得到解决，以便帮助服务对象达到最佳健康状态。如处于某种疾病急性期的患者同时存在"营养失调：高于机体需要量"，护士此时把这个问题列为次优问题，待患者过渡到恢复期后再进行处理。护理诊断的优先顺序在疾病的全过程中不是固定不变的，

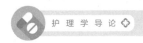

而是随病情发展而变化。

（二）护理诊断的排序原则

1.按照马斯洛需要层次理论排列

马斯洛的人类基本需要层次论认为，人只有生理需要得到满足，才能考虑更高层次的需要。因此，生理需要未满足的问题应优先解决，如与空气有关的"气体交换受损"、与食物有关的"营养失调"、与排泄有关的"尿潴留"等。但马斯洛学说并未说明各种生理需要的优先顺序，因此应将对生理功能平衡状态威胁最大的问题排在最前面。如对氧气的需要优先于对水的需要，对水的需要优先于对食物的需要。当这些问题得到一定程度的解决后，护士可以把工作重点转移到影响满足更高层次需要的问题上。

2.排序时考虑服务对象的主观需求

由于护理对象是人，同样的需求对不同的人，其重要性可能不同。尤其针对较高层次的需求，排序应尽可能将服务对象的认知情况纳入其中。服务对象认为最为迫切的问题，在与治疗、护理原则不冲突的情况下，可考虑优先解决。

3.排序不是固定不变的

随着病情的变化，威胁生命的问题得以解决，生理需要获得一定程度的满足后，中优或次优问题可以上升为首优问题。例如，心力衰竭患者会出现"体液过多""心输出量减少""活动无耐力"的护理诊断。与前两个严重威胁患者生命的问题相比，"活动无耐力"只能列入中优问题。但随着病情好转，患者呼吸顺畅、心音稳定、尿量恢复正常，心功能处于相对稳定状态，此时如何帮助患者早日活动以减少并发症的发生则转变为护理重点，成为首优问题。

4.关于潜在的护理诊断和合作性问题

一般认为应优先解决现存问题，但有时潜在的护理诊断和合作性问题比现存问题更重要，需要列为首优问题。护士应根据理论知识和临床经验对这类问题进行全面评估。例如，小儿肺炎患者"有心功能不全的危险：与缺氧、酸中毒有关"，如果不及时采取措施加以预防，就会危及患儿生命，应列为首优问题。

（三）确定预期目标

预期目标也称预期结果，是指服务对象通过接受照护之后，期望能够达到的健康状态或行为的改变。预期目标针对护理诊断而提出，是选择护理措施的依据，也是评价护理措施的标准。

1.目标的种类

（1）短期目标。短期目标是指在较短的时间内（几天或几小时）能够达到的目标，适合于住院时间较短、病情变化快者。例如，"1 天后患者能顺利咳出痰液""用药 3 小时后患者停止呕吐""2 天后患者可下床行走 30 米"等都是短期目标。

（2）长期目标。长期目标是指需要相对较长时间（数周、数月）才能够达到的目标。长期目标需要护士针对一个长期存在的问题采取连续性干预才能解决，如长期卧床的服务对象需要护士在整个卧床期间给予精心的皮肤护理以预防发生压疮，长期目标可以描述为"卧床期间皮肤完整无破损"。有时长期目标也可通过实现一系列短期目标而达到，例如"半年内体重减轻

12 千克"最好通过一系列短期目标来实现,可以定为"每周体重减轻 0.5 千克"。短期目标的实现使人看到进步,增强实现长期目标的信心。

2.目标的陈述方式

预期目标的陈述包括主语、谓语、行为标准、条件状语和评价时间 5 个要素。

(1)主语。预期目标是期望服务对象经过照护后所产生的改变,因此目标的主语应是服务对象或其重要影响人,也可以是服务对象的生理功能或机体的一部分,如患者体重、皮肤、尿量等。有时服务对象在目标陈述中充当主语时,可被省略。

(2)谓语。谓语是指主语将要完成且能被观察到的行为。

(3)行为标准。行为标准是指主语完成该行为将要达到的程度,如距离、速度次数等。

(4)条件状语。条件状语是指服务对象完成该行为所处的条件状况,并非所有目标陈述都包括此项。

(5)评价时间。评价时间是指服务对象在何时达到目标中陈述的结果。这一要素可督促护士帮助服务对象尽快达到目标。

举例分析上述各个要素:

出院前	患者	学会	正确地	自我注射胰岛素
评价时间	主语	谓语	条件状语	行为标准
术后 3 天	患者	搀扶	行走	10 米
评价时间	主语	条件状语	谓语	行为标准

3.确定预期目标的注意事项

(1)目标应以服务对象为中心。目标陈述的是服务对象的行为,而非护理活动本身,更不是描述护士的行为或护士采取的护理措施,如"住院期间教会患者使用胰岛素笔"应改为"出院前患者能够演示正确使用胰岛素笔的方法"。

(2)目标应具有明确的针对性。一个预期目标只能针对一个护理诊断,一个护理诊断可有多个预期目标。因此,一个目标只能用一个行为动词,若出现多个行为动词会造成无法判断目标是否实现。如"1 周后患者能用健侧手梳头和进食"类似情况,可以多设几个目标,以保证每个目标只有一个行为动词。

(3)目标应切实可行。预期目标应有据可依,而且是服务对象所能达到的。例如,要求一位截瘫的患者 3 个月内下床行走不可能达到。因此,确定预期目标,不但应考虑服务对象的生理、心理、认知、文化及支持系统等,还应考虑健康服务机构的条件、设施、护士的业务水平及人员配备,以便通过护理活动实现预期目标。护士应鼓励服务对象参与目标的制订。

(4)目标应具体。预期目标应可观察或可测量,目标中行为动词避免使用含糊不清、不明确的词,如"3 日内患者排便习惯正常"应改为"3 日内患者每日排便 1 次且不费力""2 周内患者吸烟量减少"应改为"2 周内患者每日吸烟量减至 5 支"。

(5)目标应有时间限制。预期目标应注明具体时间,如 3 日后、1 小时内、出院时等,为确定评价时间提供依据。

(6)关于潜在并发症的目标。潜在并发症是合作性问题,仅通过护理往往无法阻止,护士只能监测并发症的发生与发展。如"潜在并发症:心律失常"的预期目标不能是"住院期间患者

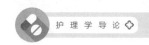

不发生心律失常"，因为护士无法阻止心律失常的发生。因此，潜在并发症的目标可这样书写：并发症被及时发现并得到及时处理。

（四）制定护理措施

护理措施是帮助服务对象实现预期目标的具体实施方法。护理措施的制订必须针对护理诊断，结合服务对象的具体情况，运用护理知识和经验做出决策。

1.护理措施的分类

（1）独立性护理措施。独立性护理措施是指护士不依赖医嘱，而是运用护理知识和技能可独立完成的护理活动。如帮助患者抬高水肿的肢体，完成日常生活活动；皮肤护理；指导腹部术后患者咳嗽时保护切口等护理措施；保护患者安全及预防感染、预防危险问题的措施；提供健康教育和咨询；提供心理支持等。

（2）合作性护理措施。合作性护理措施是指护士与其他医务人员共同合作完成的护理活动。例如，与营养师一起制订符合服务对象病情的饮食计划。

（3）依赖性护理措施。依赖性护理措施是指护士执行医嘱的护理活动，如遵医嘱给药，更换伤口敷料、外周静脉置管、诊断性检查的准备工作等。执行依赖性护理措施并非机械地执行，同样要求护士具备一定的知识和技能。例如，遵医嘱给药要求护士掌握药物的分类、药理作用、剂量及副作用等。进行外周静脉置管，要求护士具备相应技能，并能够预测可能出现的后果及并发症。此外，护士还负责与服务对象的沟通，如诊断性检查前的沟通及检查后告知结果等。

2.制定护理措施的注意事项

（1）护理措施应具有科学依据。护理措施的科学依据来源于各个学科，包括自然科学、行为科学及人文科学等。护士应依据最新最佳科学证据，结合服务对象的实际情况，运用个人知识技能和临床经验，选择并制定恰当的护理措施。禁止将无科学依据的措施用于服务对象。

（2）护理措施应有针对性。护理措施针对护理诊断提出的原因而制订，其目的是达到预期的护理目标。

（3）护理措施应切实可行，因人而异。选择护理措施一方面要从护士数量、业务水平和医院设施的实际情况出发，另一方面要符合服务对象的病情、年龄、性别、体力、认知水平、愿望及要求。

（4）护理措施应保证服务对象的安全。护士为服务对象提供护理过程中，应首要保证安全。例如，协助冠心病患者下床活动时，应循序渐进，避免活动过度而诱发心绞痛。

（5）护理措施应具体细致。护理措施的描述应准确明了，以利于护理同一服务对象的其他护士正确执行护理措施。一项完整的护理措施应包括日期、做什么、怎样做、执行时间和签名。制订时应参阅其他医务人员的病历记录，意见不一致时应协商达成共识。

（6）鼓励服务对象参与制定护理措施。在制定护理措施过程中，允许服务对象或家属参与，能使其乐于接受与配合，保证护理措施的最佳效果。

（五）护理计划成文

书写护理计划有利于医疗团队成员之间的沟通，便于分配工作时间与资源，并有助于提高护理质量。各个医疗机构护理计划的书写格式不尽相同，一般都有护理诊断、预期目标、护理措施和评价四个栏目。

标准护理计划是根据临床实践经验，推测出在某一特定的护理诊断或健康状态下，服务对象的共性问题，由此而形成的护理计划表格。护士只需在一系列护理诊断中勾画出与服务对象有关的护理诊断，按标准计划去执行。其优点是简化了护理计划的书写工作，使护士有更多的时间护理患者，指导新护士或新转入人员从事护理活动，并给护士提供一个高质量的护理标准。其缺点是护士容易注重可预测的共性问题，而忽略个体的特殊问题，缺乏全面思考及独立决策的功能，甚至完全依赖标准护理计划。因此，护士在计划阶段不要急于对照标准护理计划，而应先独立思考，做出判断和决策后，再对照标准计划，选择与之相符的项目。对于标准护理计划上没有列出，而服务对象却具备的护理诊断，按护理计划格式填写护理计划单（附录三）。

随着计算机在病历管理中的应用，护理计划也逐渐趋向计算机化。标准护理计划被输入存储器后，护士可以随时调阅标准护理计划或符合服务对象实际情况的护理计划，为服务对象制订具体的护理计划，步骤如下：①将护理评估资料输入计算机，计算机将会显示相应的护理诊断。②选定护理诊断后，计算机即可显示与护理诊断相对应的原因预期目标。③在预期目标后，计算机即提示可行的护理措施。④选择护理措施，制订出一份个体化的护理计划。⑤打印护理计划。

护理计划明确了服务对象健康问题的轻、重、缓、急及护理工作的重点，确定了护理工作的目标，制订了实现预期目标的护理措施，为护士解决服务对象的健康问题、满足其健康需要提供了行动指南。

第五节 护理实施

护理实施是护理程序的第四步，是将护理计划付诸实践的过程。通过实施，可以解决护理问题，并可以验证护理措施是否切实可行。此阶段要求护士具备丰富的专业知识，熟练的操作技能和良好的人际沟通能力，以保证护理计划顺利进行，使服务对象得到高质量护理。

一 实施的过程

（一）实施前思考

要求护士在护理实施前思考以下问题。

1.做什么（what）

回顾已制订好的护理计划，保证计划内容是科学的、安全的、符合服务对象目前情况的。护士每次接触服务对象，可实行多个针对不同护理诊断的护理措施。因此，在实施前护士应将这些护理措施组织起来，以保证正确有序地执行。如护士到患者床前按顺序做以下工作：评估患者饮食情况（针对"营养失调"）、查看皮肤受压部位（针对"有皮肤完整性受损的危险"）、

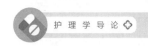

记录患者尿量（针对"体液过多"）、协助患者下床行走（针对"活动无耐力"）。

2.谁去做（who）

确定护理措施是护士自己做，还是与其他医务人员共同完成，需要多少人。一旦护士为患者制订好护理计划，计划可由下列几类人员完成。

（1）护士。由制订护理计划的护理人员将计划付诸行动。

（2）其他医务人员。包括其他护理人员、医生和营养师等。

（3）患者及其家属。有些护理措施，需要患者及其家属参与或直接完成。

3.怎么做（how）

实施时将使用哪些技术和技巧，回顾技术操作、仪器操作的过程。如果需要运用沟通交流，则应考虑在沟通中可能遇到的问题，可以使用的沟通技巧及如何应对等。

4.何时做（when）

根据服务对象的具体情况、健康状态，选择执行护理措施的时间。如有关患者饮食指导的健康教育应安排在家属探视时间。

5.何地做（where）

确定实施护理措施的场所也十分必要，尤其对于涉及患者隐私的操作，更应注意环境的选择。

（二）实施前准备

1.重新评估

由于服务对象的健康状况不断发生变化，评估应贯穿于护理程序全过程。护士与服务对象的任何接触都有可能收集到与其相关的健康状况的资料，如果这些资料具有临床意义，护理计划就需要重新审视并随之改变。当护士满足服务对象的护理需求后也应修改护理计划，重新评估服务对象。因此，在实施前护士必须重新评估。例如，针对"清理呼吸道无效"的患者，护理计划中常有"定时叩背，协助咳嗽"和"雾化吸入"两项措施。在护士落实上述措施之前，应重新评估患者咳痰情况（痰量、性质、次数、黏稠度）及叩背和雾化的效果，并听诊双肺呼吸音后，再决定是否维持原护理计划。

2.审阅和修改护理计划

新制订的护理计划可以立即执行，或者在执行护理措施之前，应该核对服务对象的健康状况，注意所制订的护理计划是否适合服务对象现阶段的情况与临床情境，护理诊断是否需要改变，预期目标是否合适。如果发现计划与服务对象情况不符合，需要立即修改护理计划，具体包括以下几方面。

一是修订评估栏内服务对象资料，使之能反映其当前状况，当计划中加入新的资料时，应注明日期，以利于其他医护人员了解服务对象情况的改变。

二是修订护理诊断，删除与服务对象当前状况无关的护理诊断，增加符合其现状的护理诊断。依照服务对象的当前状况和存在的健康问题，调整优先顺序和预期目标，并注明修订时间。

三是修订护理措施，使之与新的护理诊断相对应。如护士来到病房准备给患者进行术前健康教育，但发现患者表现得很疲乏，主诉其后背还有些不舒服，护士决定修改护理计划，将术前健康教育推迟30分钟。

3.分析所需知识和技能

随着科学技术的发展，护士常常需要使用新的设备和技术，若实施护理措施所需知识和技能存在欠缺，应及时补充，必要时查阅资料或请教他人，弥补不足。

4.预测可能的并发症及预防措施

护士应凭借自己的专业知识和经验，充分评估和预测实施过程中可能出现的并发症及存在的危险因素，采取必要的预防措施。如冰袋降温应用于老年人有可能导致局部冻伤，护士应以毛巾包裹冰袋，并严密观察患者皮肤情况；肥胖患者术后因疼痛未得到控制，不愿或不能配合护士进行床上翻身，发生压疮的危险性可能增加，护士应在帮助患者缓解疼痛的同时应用气垫床等装置预防压疮；糖尿病患者行腹部大手术后伤口可能愈合缓慢，有发生伤口裂开的危险，护士应做好伤口护理，指导患者避免增加伤口张力。有时护理措施也可能有一定危险，如护士每次给患者鼻饲前应确认鼻饲管在胃内，协助患者取半坐卧位，以防止发生误吸。

5.组织资源

在实施护理措施前，护士要根据预期目标和护理计划，准备人力资源和环境资源。其中，人力资源包括医护人员、家属及重要影响人。制订措施时必须充分评估他们在知识、技能、时间、经济能力等方面能给服务对象提供帮助的能力。如帮助脊柱损伤的患者更换体位需要护士协助，给糖尿病患者做饮食指导健康教育可将其家属纳入。环境的准备也要根据服务对象的具体情况和预期目标而定。如谈论涉及患者隐私问题时，应选择较为私密且不被打扰的时间和地点。

（三）实施过程

（1）将所计划护理活动加以组织，任务落实。

（2）执行医嘱，保持医疗和护理有机结合。

（3）解答服务对象及家属的咨询问题。

（4）及时评价实施的效果及护理质量，观察病情，处理突发急症。

（5）继续收集资料，及时、准确地完成护理记录，不断补充和修正护理计划。

（6）与其他医务人员保持良好关系，做好交班工作。

二 实施护理计划的技能与方法

（一）实施护理计划所需的技能

1.认知能力

在实施护理计划过程中，护士在整合所有相关信息后需运用评判性思维，做出临床护理决策。例如，针对某腰椎间盘突出患者存在疼痛的问题，护士需了解脊柱的解剖结构、腰椎间盘突出的病理生理改变、疼痛的原因，并能够根据疼痛的部位判断病情发展情况，在与患者交谈同时观察患者的动作或体位是否加剧或减轻疼痛等。给患者应用止痛药的同时，护士还应积极思索应用非侵入性止痛疗法，如合理摆放体位、放松疗法等。

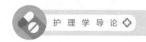
2.人际交往能力

当护士与服务对象、家属或重要影响人、其他医务人员接触时，尤其是当实施健康教育计划或解决服务对象心理问题时，需运用恰当的语言与非语言沟通技能，及时为服务对象提供所需信息以满足其需求。

3.护理技术能力

在实施护理计划过程中随时应用各种护理技术，如注射技术、插管技术、为患者更衣技术等，护士技术能力水平直接影响护理质量。

（二）实施护理计划的方法

1.操作

操作指护士运用各种相应的护理技术执行护理计划，如皮肤护理、雾化吸入、静脉输液、心肺复苏等。

2.管理

护士将护理计划的先后次序进行排序，必要时委托其他护士或医务人员执行护理措施，确保护理活动有效进行，使服务对象得到最大程度的受益。有些护理活动并不直接针对某种服务对象，如急救车的维护、医院环境的控制、物资供应等。

3.教育

护士需评估服务对象对信息的需求及影响其接收信息能力的相关因素，如文化因素、社会因素等，对服务对象及其家属进行疾病的预防、治疗护理等方面的教育，指导服务对象及其家属进行自我护理或协助服务对象的护理。

4.咨询

当护士提供健康咨询的服务时，不仅要解除服务对象对健康问题的疑问，还要合理运用沟通技巧为其提供心理支持，帮助其认识并管理现存的压力，以促进健康。例如，一位年轻女性在照顾年迈患病的母亲时，不仅需要知识和技术指导，更需要心理支持。

5.记录

记录与报告详细记录护理计划的执行情况及病情变化情况，及时向医生报告患者出现的身心反应、病情的进展情况。

三 护理记录

护理记录是护理实施阶段的重要内容，是护理活动交流的重要形式。将实施过程完整、准确地记录下来有助于其他医护人员及时了解情况，为下一步治疗和护理提供可靠依据。护理记录要求描述确切客观、简明扼要、重点突出，体现动态性和连续性，可采用文字描述或填表的形式。

（一）护理记录的内容

护理记录的内容包括实施护理措施后服务对象、家属的反应及护士观察到的效果，服务对象出现的新的健康问题与病情变化，所采取的治疗和护理措施，服务对象的身心需要及其满足情况，各种症状、体征，器官功能的评价，服务对象的心理状态等。

（二）护理记录的方法

护理管理者提倡在临床实践中使用具体而统一的护理实践及程序表格，护士只需记录护理中所遇到的特殊问题。然而，这种方法有一定的法律争议，从法律的角度来讲，如果在表格中没有相应的记录，就可以认为护士没有做相应的工作。因此，医院及其他健康机构要求护士认真、详细、完整地记录护理过程。

临床护理记录的方式有多种，在此主要讨论常用的3种方法。

1.以问题为中心的记录

按照主观资料、客观资料、评估、计划、干预、评价的格式进行记录。它以护理诊断为基础，根据每个问题做出护理干预措施的书面计划。它包括以下几方面。

（1）主观资料（S）：服务对象、家属或相关人员所提供的资料。

（2）客观资料（O）：对服务对象进行客观检查获得的资料，包括体格检查，如血压、行为反应等。

（3）评估（A）：护士对所收集的主观和客观资料进行整理分析后的资料。

（4）计划（P）：将要对服务对象实施的治疗和护理措施。如果每天的计划是重复的，则不必在每天的记录表格里书写。

（5）干预（I）：实际执行的护理措施。

（6）评价（E）：护理措施实施后，对服务效果以及对象存在问题的评价。

2.要点记录表格

要点记录表格是对护理实施进行记录的另一种常用方法，它不同于以"问题"为基础，而是强调"要点"，记录中包括资料（D）、措施（A）和反应（R）。

（1）资料（D）：支持所陈述要点的资料或护士对服务对象观察所获得的相关资料。

（2）措施（A）：针对要点所立即采取的或将要采取的措施，以及对目前所实施计划的评价。

（3）反应（R）：服务对象对治疗或护理措施的反应。

记录的要点可以是下面任何一部分：护理诊断，服务对象目前所关注的事物或其行为，服务对象健康状况或行为的改变，服务对象治疗中有意义事件。需要指出的是"要点"并不指医疗诊断。

3.问题、干预、评价系统记录表格

问题、干预、评价系统记录表格又称评估、问题、干预、评价（APIE）系统记录表格，是一种系统记录护理过程和护理诊断的方法，具体内容包括以下几部分。

（1）评估（A）：每班护士均在上班时对服务对象进行全面评估，并将评估结果记录在护理记录中。某些科室会使用符合本科室特殊情况的评估表格进行记录，同时需对记录的一些特殊情况进行解释。

（2）问题（P）：列出服务对象存在的健康问题（护理诊断）。它是APIE表格记录方法中重要的组成部分，所涉及问题的名称和数目均应在记录中有所体现。

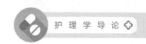

（3）干预（I）：为解决存在的问题而采取的护理措施。

（4）评价（E）：记录护理措施实施的结果，包括服务对象的反应以确定护理措施是否有效，以及护理效果是否有进展。

护士在护理实践中需详细记录护理程序的实施过程，上述3种记录方式在美国等西方国家已被护士广泛采用，我国护理界将根据有关法律规定及护理专业组织的具体要求建立相应的记录标准。护理实施是落实护理计划的实际行动，计划实施以后服务对象的健康状况是否达到预期结果，下一步的护理活动应如何进行，还需要护理评价来完成。

第六节 护 理 评 价

护理评价是护理程序的最后一步，是一种有计划、有目的和不断进行的活动，并非要到最后才能评价。护理评价是按照预期目标所规定的时间，将护理后服务对象的健康状况与预期目标进行比较并做出评定和修改。

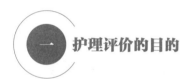 护理评价的目的

（一）了解服务对象对健康问题的反应

护理的主要功能是帮助服务对象处理对健康问题的反应。护士通过护理评价，可以了解服务对象目前的健康状态，以及生理、心理和行为表现是否朝向有利于健康的方向发展。

（二）验证护理效果

通过护理评价，可以了解实施各项护理措施后，服务对象的需要是否满足，健康问题是否解决，预期目标是否达到。

（三）调控护理质量

护理评价是护理质量调控的重要方法。通过对护理工作的自我评价、同行评价和护士长或护理部主任的评价等，不断改进护理服务内容和方法，以达到提高护理质量的目的。

（四）为科学制订护理计划提供依据

护理评价可以了解护理诊断是否正确，预期目标是否合适，护理措施执行情况及各种护理措施的优缺点等。护士通过对护理评价的记录，为科学制订护理计划提供依据，为护理研究和发展护理理论提供资料。

二 护理评价的过程

（一）建立评价标准

计划阶段所确定的预期目标可作为护理效果评价的标准。预期目标可指导护士确定评价阶段所需收集资料的类型，并提供判断服务对象健康与否的标准。例如，预期目标是"患者在手术后 3 天能自行下床行走 50 米""患者出院前能说出高血压自我照顾的注意事项"。根据这一预期目标，任何护士都能明确护理评价时所需收集资料的类型。

（二）收集资料

为评价预期目标是否达到，护士可通过直接访谈、检查、评估服务对象，访谈家属及翻阅病历等方式收集相关主客观资料。护理评估与护理评价两者收集资料的方法相似，但目的不同，前者是将收集的资料与正常值做比较，以确定护理问题；后者则是将收集的资料与预期目标作比较，确定已知的问题是否改善、未发生改变或恶化。

（三）评价预期目标是否实现

评价预期目标是否实现，即评价通过实施护理措施后，原定计划中的预期目标是否已经达到，可通过以下 2 个步骤进行。

（1）列出实施护理措施后服务对象实际行为或反应的变化。

（2）将服务对象的反应与预期目标比较，判断预期目标实现的程度：预期目标完全实现，预期目标部分实现，预期目标未实现。

为便于护士之间的合作与交流，护士在对预期目标实现与否做出评价后，应记录结论，包括评价结论（预期目标达到的情况）及支持资料（支持评价结论的服务对象的反应），然后签名并注明评价的时间。

（四）重审护理计划

1.分析原因

（1）所收集的基础资料是否真实、全面、准确。

（2）护理诊断是否正确。

（3）预期目标是否合适。

（4）护理措施是否有针对性且得到有效落实。

（5）服务对象及家属是否积极配合。

（6）病情是否已经改变或有新的问题发生，原定计划是否失去了有效性。

2.重新评估

（1）停止。问题已经解决，停止采取护理措施。例如，糖尿病患者能够完成"正确演示胰岛素注射方法"的预期目标，护士可停止有关胰岛素注射方法的健康教育。

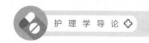

（2）继续。护理问题有一定改善，但仍然存在，预期目标与护理措施恰当，计划继续进行。例如，患者行阑尾炎手术 2 天后可在护士协助下行走 50 米，虽未完全达到"患者术后 2 天可自行下床行走 50 米"的预期目标，但问题正在解决中，可继续实施当前护理计划。

（3）取消。如潜在的护理问题未发生，通过进一步收集资料，确认后取消。例如，腹部手术患者存在"有感染的危险"。经过 2 周的护理，患者并未出现任何感染，该护理问题可取消。

（4）修订。目标部分实现或未实现，对诊断、目标、措施中不适当之处加以修改。例如，某卵巢癌患者精神抑郁，不愿接受治疗。护士设定预期目标为"1 周后患者自述情绪好转"。经过 1 周的心理护理，患者仍拒绝治疗，企图自杀。护士应将目标改为"1 周后患者表示愿意接受治疗"。

3.合作性问题的评价

由于合作性问题是由医生和护士共同干预以达到预期目标，如果目标没有达到或进展不显著，并不能说明护理计划或干预措施不合理。

 三 护理质量评价

护理评价除评价个体目标是否达到，还应评价并改善群体护理质量。护理质量评价可确保服务对象得到高质量护理，主要涉及护理的 3 个方面，即结构、过程和结果。不同类型的护理评价需要不同的评价标准、方法和侧重点。

结构评价主要评价护理环境对护理质量的影响。理想的护理环境和组织结构，如完善的设备和高素质的工作人员，是结构评价的标准。过程评价重点关注如何提供护理，护理是否满足服务对象的需要，护理是否适当完善和及时。过程评价的标准是护士运用护理程序的规范行为，如给药前服务对象的身份查对；胸部评估（包括听诊）每班 1 次等。结果评价侧重护理后服务对象健康状况的改变。结果评价的标准如同护理程序中的评价，是服务对象的反应或健康状态，如结肠造瘘术后因感染延误出院的人数等。

护理评价虽然是护理程序的最后步骤，但并不代表必须到护理的最终阶段才能实施。实际上，从收集资料开始，评价就不停地进行。评价可按时间分为以下几类。

（一）及时评价

护士实施护理程序的每一个步骤或每一项护理措施后，根据服务对象的反应及病情变化进行评价。

（二）阶段评价

主管护士进行一个阶段的工作之后进行的评价，如同级护士互评、护士长的定期查房等。

（三）最终评价

服务对象出院、转科或死亡后的总体评价。由此可见，评价过程贯穿于护理程序的始终。

护理程序是护士通过科学解决问题的方法确定服务对象的健康状态，明确健康问题的身心反应，并以此为依据，制订适合服务对象的护理计划，采取适当的护理措施以解决确认的问题的过程。其目的是帮助服务对象满足各种需要，恢复或达到最佳健康状态。运用护理程序不仅能提高护理质量，促进服务对象恢复健康，而且能培养护士的逻辑思维，增强其发现问题和解决问题的能力，提高其业务知识和技能水平，改善护患关系，同时护理程序中完整的护理记录将为护理科研与护理理论的发展奠定坚实的基础。

⟨⋅⟩ 本章小结

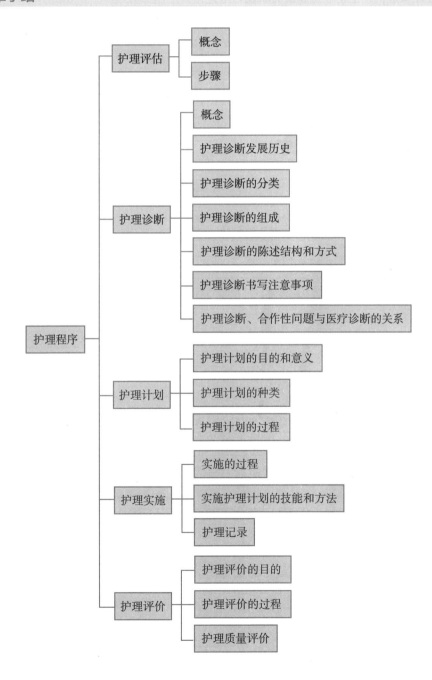

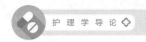

思考题

　　李某，男，56岁，突发脑梗死3天。护理体检：神志清楚，体温36.2℃，脉搏73次/分，呼吸22次/分，血压180/103毫米汞柱，血氧饱和度89%，有痰鸣音。左侧肢体偏瘫，言语困难，全身乏力，头痛头晕。

　　请问：

　　1.请区分以上主观资料和客观资料。

　　2.经评估后，护士应优先解决的护理问题是什么？

　　3.请列出该护理诊断的诊断依据及相关因素。

第七章

健康教育

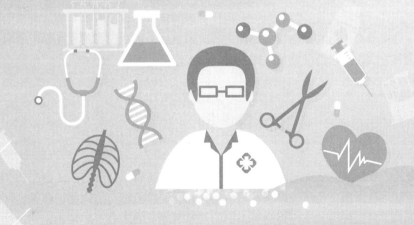

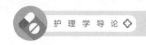

🕐 **学习目的**

学习了本章后，能在不同的场合对不同的患者运用健康教育方法对患者进行健康教育。

◎ **学习要点**

1.掌握健康教育的概念、基本原则和程序。
2.掌握健康教育的方法、健康促进的策略。
3.熟悉健康教育、健康促进与卫生宣传三者之间的关系。
4.了解健康教育的模式。

✿ **案例导学**

护士小张新接诊了一名因糖尿病入院就诊的女性患者，78岁，常年独居在农村，不识字，也不会说普通话，由女儿护送入院，该患者对糖尿病不甚了解。

请问：

1.什么是健康教育？
2.健康教育有哪些理论模式？
3.健康教育的程序与方法是什么？

健康是人的基本权利，也是社会和经济发展的重要基础。健康与个人、家庭，乃至全社会的生存质量和幸福息息相关。个人要珍惜和促进自身的健康，还要对他人乃至全社会的健康承担起相应的责任和义务。世界卫生组织提出了"人人为健康，健康为人人"的全球战略目标，健康教育是达到这一目标的核心策略之一。现代护理的重点不仅是解除疾病所带来的痛苦，更重要的是通过健康教育来达到预防疾病和促进健康的目的。因此，护理专业学生学习健康教育的理论、知识和方法，可以帮助其在工作中提升健康教育的能力。

第一节 概 述

健康教育是一项以提高全民健康水平为目的的教育活动和社会活动，20世纪70年代以来，健康教育在全球迅速发展，全球性健康促进活动兴起，健康教育与健康促进在卫生保健总体战略中的地位得到了全世界的关注，提高了人们的健康素养。健康教育学是研究健康教育与健康促进的一门新兴学科，明确健康教育的相关概念，完善健康教育的理论体系和方法，以促进健康教育的发展。

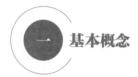

基本概念

（一）健康教育

健康教育是通过有计划、有组织、有系统的社会教育活动，全面提高人们的健康素养，帮助个人和群体掌握卫生保健知识、树立健康观念，促使人们自愿地改变不良的行为和生活方式，消除或减轻影响健康的危险因素，预防疾病，促进健康和提高生活质量。

随着健康教育活动不断地探讨发展和完善，关于健康教育的定义已有 20 余种。1954 年，世界卫生组织在《健康教育专家委员会报告》中指出："健康教育关系到人们知识态度和行为的改变。健康教育致力于引导人们养成有益于健康的行为习惯，健康教育是一种连接健康知识和行为之间的过程。"1988 年第十三届世界健康教育大会上提出："健康教育是研究传播健康知识和技能，影响个人和群体行为，减轻和消除危险因素、预防疾病、促进健康的一门学科。"1991 年，第十四届健康教育大会上指出："健康教育不是一般卫生知识的宣传、传播和动员，着眼点是行为问题，是人们建立与形成有益于健康的行为和生活方式。"这些关于健康教育的概念都共同强调，健康教育不仅要传授健康知识，还要使人们树立健康观念，逐渐形成健康的行为习惯。健康教育不仅涉及整个卫生体系和卫生服务部门，还涉及非卫生部门，如农业教育大众媒介、住房和交通等许多有关卫生问题的部门。健康教育活动是一项以健康为中心的全民性教育活动和社会活动。

综上所述，健康教育是一项有计划、有组织、有评价的社会教育活动。该项活动是通过信息传播和行为干预的手段，帮助个人和群体掌握卫生保健知识，树立健康观念，自愿采纳有利于健康的行为和生活方式，帮助人们了解自己的健康状况，识别危害健康的因素，促使人们自觉地选择有益于健康的行为和生活方式，从而降低或消除影响健康的危险因素，达到促进健康的目的。

（二）健康教育学

健康教育学是研究健康教育与健康促进的理论、方法和实践的科学。健康教育的研究对象为个体、群体和社区，研究方法涉及众多学科领域，如教育学、医学、行为学、心理学、社会学、传播学、经济学等。因此，健康教育学是一门以人类健康发展为中心，借助多学科的方法和理论，向人们揭示"人—自然界—社会"体系中健康本质的交叉学科。健康教育学不仅具有很强的理论性和实践性，也有很强的政策导向性，为制订卫生政策提供服务，并通过教育活动的广泛开展、研究成果的推广应用来服务民众与社会。

（三）健康素养

健康素养是指个体具有获取和理解基本健康信息和服务，并运用这些信息和服务做出正确的判断和决策的能力，以运用信息和服务来促进个体的健康。一个人的健康素养决定了个人如何获取、理解、利用信息，从而保持和促进健康。健康素养既是健康教育和健康促进的目标，也是衡量健康教育和健康促进成效的标志。健康素养的提高是一个终身的、渐进的过程，健康教育是提高健康素养的有效手段。

（四）健康促进

健康促进是促进人们提高、维护和改善他们自身健康的过程，是协调人类与他们环境之间的战略，它规定个体与社会对健康各自所负的责任。健康促进是指一切能促使行为和生活条件向有益于健康改变的教育与生态学支持的综合体，必须要个体、家庭、卫生保健部门、社会团体、社区和整个社会共同参与。健康促进的基本内涵包含了个人和群体行为改变，以及政府行为（社会环境）改变两个方面，并重视发挥个人、家庭和社会的健康潜能。

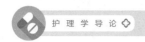

（五）健康教育与健康促进

健康教育是针对行为问题所采取的科学干预，着重于传播健康知识、树立健康理念、建立健康行为，帮助人们改变不健康的行为和生活方式，提高保健技能。

健康促进是健康教育的发展与延伸，它包括健康教育，以及其他能促使行为与环境有益于健康改变的一切支持系统，即个人行为改变和政府行为改变两个方面。健康促进是运用行政或组织的手段来协调社会各相关部门以及社区、家庭和个人，使其履行各自对健康的责任，共同维护和促进健康的一种社会行为和战略。

健康教育是健康促进的基础和先导，是健康促进的必要条件，没有健康教育，健康促进的目标无法实现。但如果健康教育得不到政府、政策、法律等社会支持条件和社会、经济自然环境的改善，作用也将十分有限。

（六）健康教育与卫生宣传

卫生宣传是我国健康教育和健康促进发展初级阶段的一种基本模式，也是目前健康教育的重要内容和手段之一。健康教育与卫生宣传的目标一致，但是内涵却有所不同。卫生宣传旨在向人们普及卫生知识唤起人们健康意识，改变人们的知识结构。卫生宣传是一种卫生知识的单向传播，缺乏针对性，不注重信息的反馈和效果。仅仅让群众了解一些健康知识，并不能有效地促使群众积极参与且自愿采纳健康行为。行为改变是一个复杂的过程，人们总是倾向于保持已经建立起来的习惯，单靠大众媒体等影响行为较为困难，只有得到物质的、经济环境和社会的支持，才能更有效地促使行为改变。健康教育则是通过传播知识和教育的方法，以及进行有计划、有组织、有评价的教育活动和社会活动，来唤起人们的健康意识，提供改变行为所必需的条件，促使个体、群体和社会行为的改变。因此，健康教育是将"普及卫生知识"延伸到"建立健康行为"上来，是一种干预措施。健康教育离不开卫生宣传，必须以卫生宣传作为重要手段（图7-1）。

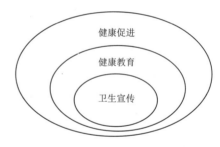

图7-1　健康促进、健康教育、卫生宣传的关系

 健康教育的目的

健康教育的目的是帮助个体、家庭和社区积极获得最佳的健康水平。全面的健康教育主要有以下3个目的。

（1）保持和促进健康、预防疾病。通过健康教育，护士向人们提供健康知识和行为技术指导，促使他们形成健康意识，从而自觉采取有利于健康的行为，以预防疾病并获得最高的健康水平。常见的健康教育主题：避免健康危险因素，如戒烟、戒酒；应激处理、免疫接种、产前保健和正常分娩、营养、运动、安全、健康普查等。

（2）恢复健康。为了重新获得健康和适应伤病带来的不便，患者常需要掌握相关信息和技能，但如果患者感受到适应伤病的困难时，就可能会变得被动并丧失学习兴趣。因此，护士应该了解患者的学习愿望，并激发他们的学习兴趣，促进患者恢复健康。

（3）适应受损的功能。并不是所有的患者都能从病痛或伤害中完全康复，有些患者必须面对和学会处理永久性的健康或功能改变，学习维持日常生活活动的新知识和新技能。例如，严重心脏病患者必须学会消除可导致心脏功能进一步损伤的危险因素。

三　健康教育的意义

（一）实现初级卫生保健的需要

"人人享有卫生保健"是全球卫生战略目标，初级卫生保健是实现这一战略目标的基本途径和基本策略，而健康教育是初级卫生保健八大要素之首，《阿拉木图宣言》指出："健康教育是所有卫生问题、预防方法及控制措施中最为重要的，是能否实现初级卫生保健任务的关键"。

（二）提高人群自我保健意识和能力的需要

健康教育可以使人们了解和掌握自我保健知识，培养人们的健康责任感，促使人们自愿改变不良的行为和生活方式，提高个人的自我保健能力。同时，可以明确政府及社会对健康应负的责任，并做出有利于健康的选择，使公众能更有效地维护自身的健康和生存环境。

（三）节约医疗卫生资源和提高效益的需要

各国的健康教育实践充分证明，人们只要改变不良的行为习惯及生活方式，采取和维持健康的生活方式，就能有效地降低疾病的发病率和死亡率，节约卫生资源，减少医疗费用。健康教育的成本投入所产生的效益，远远大于医疗费用投入所产生的效益。健康教育不仅能保护和增进人的健康，而且对社会进步和经济的持续发展具有重要意义。

四　护士在健康教育中的作用

健康教育的目的是鼓励人们采取和维持健康的生活方式，利用现有的卫生资源改善其健康状况及生活环境。通过健康教育帮助服务对象达到预防疾病、促进健康、维持健康和恢复健康是护士的重要职责。护士在健康教育中的作用包括以下 5 个方面。

（一）为服务对象提供有关健康的信息

护士应根据人群的不同特点和需要，为其提供有关预防疾病、促进健康的信息。将健康知识传播给公众，唤起人们对自身及社会的健康责任感，使其投入健康教育及健康促进的活动中，从而提高大众的健康水平。

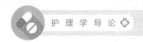
（二）帮助服务对象认识影响健康的因素

影响人群健康的因素主要包括环境因素、人们的行为习惯和生活方式等，护士应帮助人们认识危害个体健康的各种因素，根据个体、家庭和人群的具体情况，有针对性地教育人们保护环境，鼓励他们保持健康的生活方式和行为，提高人群的健康素养。

（三）帮助服务对象确定存在的健康问题

护士通过对个人、家庭、社区的健康状况全面评估，帮助服务对象识别其现存的和潜在的健康问题；通过健康教育帮助服务对象解决问题，恢复和保持健康。

（四）指导服务对象采纳健康行为

护士为服务对象提供有关卫生保健方面的知识和技能，帮助他们解决自身的健康问题，提高自我保健能力。如教育儿童如何预防近视和龋齿的方法、为中老年人举办健康生活讲座、教女性自我检查乳房的方法等。

（五）开展健康教育的研究

健康教育需要不断完善和提高，护士是医院和社区卫生保健工作与健康教育的重要成员，提高健康教育的效果是护理工作者的责任。护理工作者需要针对不同人群、不同地域等方面，加强健康教育方法与手段的研究。如针对不同患者、不同职业人群、不同年龄阶段人群的健康教育；针对不同领域的健康教育，如环境保护的健康教育，心理卫生的健康教育，控制吸烟酗酒及滥用药物的健康教育以及死亡的健康教育等。

第二节　健康教育模式

健康教育相关理论和模式是健康教育的指南，可以帮助理解、分析行为变化的过程，是评估健康需求、实施健康教育计划、评价健康教育结果的理论框架。各国学者提出了多种健康教育理论模式，应用较多的理论模式有知—信—行模式、健康信念模式、格林模式、合理行为理论和计划行为理论。

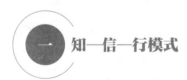 知—信—行模式

（一）知—信—行模式概述

知—信—行（knowledge attitude belief practice，KABP/KAP），即知识、信念和行为的简称，该理论模式提出了知识、信念和行为之间的递进关系。"知"主要指对疾病相关知识的认知和理解。"信"主要指对已获得的疾病相关知识的信任，对健康价值的态度。"行"主要指在健康知识、

健康信念和态度的动力下，从而产生对健康有利的行为。该理论认为知识是行为改变的基础，信念是行为改变的动力。只有当人们了解并掌握了相关的健康知识，逐步形成积极的信念，才有产生对健康有利的行为。

（二）知—信—行模式在健康教育中的应用

开展健康教育，首先要将相关知识传播给学习者。例如，对人们进行戒烟健康教育，首先需要让吸烟者了解吸烟对健康的危害，戒烟的好处和方法，以及他人戒烟成功的案例等，有了这些信息和知识，吸烟者才有可能进一步形成吸烟有害身体健康的信念，并在相信自己有能力戒烟的情况下，有可能采取戒烟的行动。

一般来说态度可以影响行为，可是当处于特殊的情境中时，一个人的态度和行为就可能出现不一致。如一个烟瘾较大的人以前一直没有决心戒烟，突然得了肺癌，立刻就戒烟了，表明有些事件可以有效地促使人的行为转变。当一个人信念确立以后，如果没有坚决转变的态度，改变行为的目标也不会实现。该模式缺少对对象需要、行为条件和行为场景的考虑，实际工作中难以对指导对象行为及其影响因素进行深入分析，有一定的局限性。

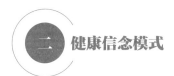

二　健康信念模式

（一）健康信念模式概述

健康信念模式于 1958 年首先由霍克巴姆（Hochbaum）提出，1975 年贝克（Becker）等心理学家修订，2012 年欧兹（Rita）逐步完善。该模式是运用社会心理学方法解释健康相关行为、强调人体主观心理过程对行为的主导作用。该理论认为，个体完成各种任务动机是由他对这一任务成功可能性的期待及对这一任务所赋予的价值决定的。在健康信念模式中，是否采取有利于健康的行为与下列因素有关。

1.健康信念

健康信念是人们对健康和疾病所持的理念，以及人如何看待健康和疾病，如何认识疾病的严重程度及易感性，如何认识采取预防措施后的效果和采取预防措施所遇到的障碍。健康信念通常受以下 4 种认知程度的影响。

（1）对疾病易感性的认知，即主观上认为可能患病的概率，认为受疾病侵袭的可能性越大，越容易采取相应的预防行为。但人的认知有时候会与实际易感性有很大的差异。如有的人认为艾滋病很容易被感染，哪怕是与艾滋病患者握手、拥抱或交谈就可能被传染，故而采取过度保护的措施；反之，有的人则不以为然。

（2）对疾病严重程度的认知，即对疾病可能产生的医学和社会学的后果的认识程度，若是认为疾病会给自己、家人和工作带来影响，越是认为后果严重越可能采取健康行为。

（3）对采取健康行为获益程度的认知，即相信采取某项行为会对预防某个疾病有益，如相信低盐低脂饮食对降低心血管病的发生率有帮助。

（4）对采取健康行为障碍的认知，即对采取健康行为可能会遇到的问题与困难的认识，如

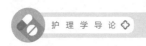

认为吸烟有害健康，但是在同事都吸烟的环境中戒烟很困难。

2.提示因素

提示因素指促使或诱发健康行为发生的因素，包括他人的劝告、大众传媒的宣传、医生建议、身边人的患病等。提示因素越多，人们采纳健康行为的可能性就越大。

3.影响及制约因素

影响及制约因素包括人口学及社会心理学因素，如性别、年龄、人种、职业、社会压力、文化程度等。一般情况下，教育程度高、曾经患过该病的人以及老年人，较愿意采取所建议的预防性行为。

（二）健康信念模式在健康教育中的应用

健康信念模式最初用来解释为何有些人拒绝采取某些有利于健康的行为，如戒烟、限酒等。现在广泛应用于健康教育和健康促进中，用于预防筛查，解释各种健康行为的变化和维持、指导行为干预、促使健康行为形成。健康信念模式可以指导健康教育工作者从影响公众的健康信念入手，利用健康手册、电视、报纸、杂志等媒体宣传预防疾病的知识及方法，帮助其形成正确的健康认知，增强其健康的信念，使其愿意主动采取积极的预防性措施，从而达到防治疾病的目的。健康信念模式充分考虑了社会心理因素对行为的影响，通过态度和信念较好地解释和预测健康相关行为，容易取得配合，但是没有考虑其他可能影响行为的因素，如社会道德准则、当时情境压力因素等。

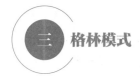
三　格林模式

（一）格林模式概述

格林模式是1980年由美国学者劳伦斯·格林（Lawrence W.Green）提出。格林模式为整合模式，针对特定健康问题先进行诊断，然后根据诊断结果去规划并执行解决健康问题的干预和教育计划，在干预和教育计划执行过程中进行过程评价，对计划结束后产生的影响进行效果评价。该模式主要用于指导公共卫生专业人员鉴别影响人们健康决策和行为的因素，帮助制订适宜的健康教育、健康促进计划和行为干预措施。

（二）格林模式在健康教育中的应用

格林模式常用来指导对规划的制订、实施及评估。在制订计划或规划前要明确制订该计划的目的，并对影响健康的因素做出相应诊断，从而帮助确立干预方法和目标。如在制订健康教育计划前，需要调查分析需求信息，找到需要优先解决的问题，并针对这些问题找寻相关因素，再制订实施干预计划。运用该模式开展健康教育需要重视机构建设和政策改革，动员多部门参与，从而建立一个完善的政策环境；重视提高工作人员的水平和实施健康促进活动的能力；重视以社区为基础的干预策略，建立系统的质量控制体系，从而提高干预效果。

第三节 健康教育的程序和方法

健康教育是一项系统的、复杂的教育活动，必须遵循一定的原则、规律和科学的程序，才能达到教育的目的，促使个体和群体改变不健康的行为和生活方式。

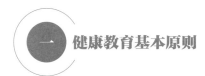

一、健康教育基本原则

（一）科学性

健康教育内容的科学、翔实、正确是达到健康教育目的的首要环节。健康教育的内容必须有科学依据，注意应用新的科学研究结果，引用的数据要可靠无误，举例应实事求是。缺乏科学性的健康教育内容和方法往往会起到适得其反的效果。

（二）可行性

健康教育必须建立在符合当地社会、文化、经济及风俗习惯的基础上，否则难以达到预期的目的。人们许多不良行为或生活方式受社会习俗、经济条件、文化背景、卫生服务等影响，如饮食习惯、居住条件、工作条件、社会规范、环境状况等。因此，实施健康教育必须考虑到以上制约因素，以促进健康教育目标的实现。

（三）针对性

健康教育对象的性别、年龄、个性、嗜好、健康状况、学习能力等千差万别，对健康教育的需求也不尽相同。因此，在实施健康教育计划之前，应全面评估学习对象的学习需要，在此基础上制订出有效可行的健康教育计划。在实施健康教育时，除了根据教育目标选定不同的教育方法外，还应考虑根据不同人群的特点，设计与性别、年龄、爱好、文化背景相适宜的教学活动。如老年人由于记忆力、听力、视力有不同程度的下降，在教学时应注意加强重复强化。此外，应及时收集健康教育的反馈信息，根据反馈及时调整教学目标和方法。

（四）启发性

健康教育不能靠强制手段，而应通过启发教育，让人们理解不健康行为的危害性，形成自觉的健康意识和行为习惯，鼓励与肯定行为的改变。为了提高健康教育的效果，可以采取多种启发教育方式，如运用生动的案例，组织同类患者或人群交流经验，其启发作用往往比单纯的说教效果会更好。

（五）规律性

健康教育要按照不同人群的认识、记忆规律、思维，由浅入深、由简到繁、从具体到抽象地进行。在安排教育活动时，注意循序渐进，每次学习活动应该建立在上一次学习的基础之上，

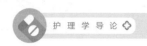

并且一次的教学内容不宜安排过多，逐渐累积才能达到良好的教育效果。

（六）通俗性

开展健康教育工作时，避免过多地使用医学术语，尽量使用大众化语言，采用学习者易于接受的教育形式和通俗易懂的语言。如在讲解健康知识时，对于文化层次较低的群体用一些当地的俗语，对儿童可使用形象生动的比喻和儿化语言，可以帮助其更好地理解。

（七）直观性

许多健康相关知识抽象，理解难度大，可以运用形象直观的教学方法，如影像幻灯、动画照片等可以生动地展示和表现教学内容，有利于提高人群的学习兴趣和对知识的理解。

（八）合作性

在卫生保健服务中，要求个人、家庭、社区、卫生专业人员、卫生服务机构和政府共同承担健康促进的责任，才能成功地实现健康教育的目标。因此，健康教育活动不仅需要教学者、教学对象以及其他健康服务者的共同参与，也需要动员家庭和社会等支持系统的参与，如子女、父母、同事、朋友等的支持参与，以帮助学习者采取健康的行为。合作与支持系统运用得好，健康教育的目标才更容易实现。

（九）行政性

政府部门的领导与支持是推动全民健康促进活动最重要的力量，开展健康教育和健康促进活动应该包含在整个医疗卫生计划内，应有专项经费、安排专人有效地推动健康教育的开展。

 ## 二 健康教育程序

健康教育是一个连续不断的过程，包括评估学习需要、设立教育目标、拟定教育计划、实施教育计划及评价教育效果 5 个步骤。

（一）评估学习需要

评估是为了了解健康教育对象的基本情况、学习需要、学习能力及学习资源，是健康教育者准备的阶段，是制订健康教育目标和计划的先决条件。

1.评估学习者的需要及能力

在健康教育前，需了解学习对象的基本情况，如性别、年龄、教育程度、职业、学习能力、身体状况、对健康教育的兴趣及态度，对健康知识及健康技能的缺乏程度等，以根据不同学习者的需要及特点来安排健康教育活动。

2.评估学习资源

评估达到健康教育目标所需的时间、教学环境、参与人员、教育资料及设备（如幻灯投影、小册子）等。

3.评估准备情况

评估准备情况如计划是否周全、备课是否充分、时间是否合理、对象是否了解、教具是否齐全等，可以指导自己做好充分的准备。

（二）设立教育目标

通过健康教育后能达到的健康状况或行为结果，明确教育的具体目标有助于教育计划的实施，是评价健康教育效果的依据。

1.目标应有针对性和可行性

制定目标前需要了解以下情况，如学习对象对学习的态度与兴趣、缺乏哪些知识与技能、支持系统怎么样、学习的能力如何等，从而制定切实可行的目标。

2.目标应具体、明确、可测量

目标应表明具体需要改变的行为，达到目标的预期时间及程度等，目标必须是具体的、明确的、可测量、可观察到的改变。如实现戒烟的目标，目标可以明确到每周减少 1 支烟。

3.目标应以学习者为中心

教育对象和（或）家属必须参与目标的制订，目标要充分尊重学习者的意愿，共同讨论以达成共识，有利于激励和调动学习者主观能动性，取得较好的效果。

（三）拟订教育计划

计划是为了实现健康教育目标而制订的详细措施和步骤。计划可以使工作变得有序，减少不确定性和变化的冲击，一个好的计划是实现目标的行动纲领。

1.明确实施计划的前提条件

制订计划时应根据目标，列出实现教育计划所需的资源，可能遇到的各种问题和阻碍，找出相应的解决办法，确定计划完成的时间。

2.将计划书面化、具体化

健康教育计划应有具体、详细的安排，如教育活动的地点、时间、人员、方法、进度、所需的设备和教学资料、评价方式等都应有详细的计划。

3.完善和修订计划

完成计划初稿后，进一步调查研究，提出多种可供选择的方案，邀请有关组织者和学习者共同参与修订，经过比较和分析，确定最优或最满意方案使计划更加切实可行。

（四）实施教育计划

实施教育计划是将计划付诸实践的过程。在实施前，应对实施健康教育的人员作相应的培训，使其详细了解健康教育的目标和具体的任务。在实施计划过程中，及时了解健康教育效果，定期进行阶段性的小结和评价，根据需要对计划进行必要的调整，以保证计划的顺利进行。

（五）评价教育效果

评价应贯穿活动的全过程。评价的目的是了解教育效果，根据评价结果及时修改和调整教育计划、完善教学手段、改进教学方法等，以取得最佳的教学效果。

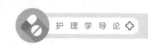

评价方法包括阶段性评价、过程评价和结果评价。评价的内容包括是否达到教学目标，所提供的健康教育是否为公众所需要，教学目标及计划是否切实可行，执行教育计划的效率和效果如何，是否需要修订教育计划等。

三 健康教育方法

健康教育的方法有很多种，可依据教育的目的，针对不同的学习者，选择相应的方法。

（一）专题讲座法

专题讲座法是指就某个健康方面的问题以语言（课堂讲授的形式）向学习者传授知识的方法，是一种正式、传统和最常用的健康教育方式。通过授课来传递健康知识，为学习者态度、观念及行为的转变打下基础。其优点是能在有限的时间内提供容量较大的知识和信息，容易组织，比较经济。其缺点为专题讲座法是一种单向性的思想传递方式，教学效果对教学者个人的语言素养依赖较大，如果听众较多时无法与听众进行良好的沟通，不能充分照顾听众的个别差异，有时会给理解和应用知识造成困难，容易忘记讲授内容，也不利于学习者主动学习。此法适用于除儿童以外的各种大小团体。

具体方法及注意事项：①针对听众进行备课，备课前预先了解听众的人数、职业、教育程度、年龄段等基本资料；②授课环境，尽量选择安静、光线温度适宜和教学设备良好的学习环境；③注重讲授技巧，做到重点分明、条理清楚、逻辑清晰、通俗易懂；④把握授课时间，授课内容要简明扼要，时间一般以 30～60 分钟为宜；⑤注意与听众的交流与互动。

（二）讨论法

讨论法是以教学对象为互动，主体教学者加以引导，在教学过程中以小组或团体的方式让学习者进行健康信息的沟通及经验交流，主动探究教学内容，完成教学目标。其优点是将学习变为主动，有利于提高学习者学习的兴趣，加深对问题的认识及了解，有利于态度或行为的改变。其缺点是小组的组织及讨论较浪费时间，如果讨论引导控制得不好，可能出现有人过于主动，而有人较为被动，或者出现小组讨论离题的现象。此方法适用于 5 人以上、20 人以下的教学。

具体方法及注意事项：参加小组讨论的人员以 5～20 人为宜，尽量选择年龄、健康状况、职业、教育程度等背景相似的人组成同一小组，选择的讨论场地应环境安静、便于交流，讨论人员以圆形或半圆形就座；一般由卫生保健人员如护士、医生充当主持者，在开始时先介绍参加人员及讨论的主题，在讨论过程中注意调节讨论气氛，适时予以提示、引导、鼓励和肯定，在结束时对讨论结果进行简短的归纳及总结；讨论时制订一些讨论规则，如把握讨论主题和发言时间、每人争取发言、别人发言时要静听等，以保证讨论顺利进行。

（三）角色扮演法

角色扮演法是一种通过行为模仿或行为替代来影响个体心理过程的方法。通过模拟或制造一定的现实生活片段，由学习者扮演其中的角色，使之在观察、体验和分析讨论中理解知识和受到教育。其优点是受教育者参与性强，印象深刻，能获取较牢固的知识。其缺点是角色扮演法是一种当众表演，需要有较强的参与意识，对于害羞、性格内向者，角色扮演比较困难，可能使希望或预定表现的内容无法表现出来。此法适用于儿童和年轻人。

具体方法及注意事项：为了取得理想的结果，角色扮演前，应注意整个扮演主题的选择与编排，角色的分配与排练。角色扮演时主持者应报告此项教学活动的目的与意义，并对剧情及有关的表演人员进行简单的介绍。角色扮演后应进行讨论，可先由表演者谈自己的感受，然后让其他人员积极参加讨论。主持者可以引导参加人员讨论剧中的重点及内容，以使其了解相关的知识及原理。讨论部分为角色扮演法的重点，通过讨论可以让有关人员真正获得有关知识。

（四）实地参观法

实地参观法是根据教学目的，组织学习者到实际场景中观察某种现象，以验证已经学习过的知识或获得感性知识的教学方法。如带孕妇实地参观产房，以降低初产妇对分娩的恐惧。但这种方法容易受条件限制，所需的时间较多，有时不易找到合适的参观场所。

具体方法及注意事项：应选择合适的参观地点，与参观单位沟通参观访问的事宜，全面了解各种需要注意的问题，并做好参观计划。进行参观前告知参观者参观的目的、观察重点及注意事项。参观允许学习者有时间提问，参观后应配合讨论。

（五）示范法

示范法是指教学者通过具体动作示范，并讲解操作步骤及要领，使学习者在教育者的指导下模仿、练习。常应用于教授某项技术或技巧，使学习者有机会将理论知识应用于实践，以获得某项技巧或能力，如高血压患者自己测量血压、糖尿病患者自己注射胰岛素。此法有时受教学条件的限制，如场地受限或示教用具不足。

具体方法及注意事项：一般示范者要站在学习者的正面，与学习者的视线垂直，使全部学习者都能看清楚；示范动作不宜太快，应将动作分解，并配合口头说明；示范的内容较复杂时，可先利用视听教具，如用录像带、光碟说明操作的步骤及原理，然后再示范；安排一定的时间让学习者练习，示范者分析其存在的不足，并详细说明错误的地方，避免使用责备的口气，给予鼓励和耐心的指导；在结束时让学习者表演或进行示范，便于了解和评价掌握的情况。

（六）个别会谈法

个别会谈法是指健康教育工作者根据学习者已有的知识和经验，借助启发性问题，通过口头问答的方式，引导学习者分析、比较、判断来获取知识的教学方法。常用于卫生所的诊治前后、家庭访视。会谈时应该注意与学习者建立良好的关系，及时了解其所存在的困难及问题，以便实施正确的健康教育。

具体方法及注意事项：事先了解学习者的基本情况，如姓名、性别、年龄、教育程度、家庭状况、职业等；会谈的环境应安静舒适；会谈应从最熟悉的人或事物谈起，使学习者产生信任感；会谈时谈话内容要紧扣主题，并及时观察及了解学习者对教育内容的反应，鼓励学习者积极参与交谈；一次内容不可过多，以防学习者产生疲劳；会谈结束时，总结本次的教育内容，了解学习者是否确实了解教育内容，如有必要，预约下次会谈时间。

（七）展示与视听教学法

展示与视听教学法是以图表模型标本或电视、录像、电影等视听材料向人们讲解健康知识与技能的教学方法。其优点是直观、生动，能激发学习者的学习兴趣，使其在没有压力及紧张的气氛中获得健康知识；可在农村、街道、病房等地，时间可长可短；既可针对个体教学，亦可针对群体。其缺点是成本较高，需要一定的设备和经费保障。

具体方法及注意事项：图表模型的展示应配有通俗易懂、简明扼要的文字说明帮助理解；图表设计尽可能生动醒目，以利于吸引观众的注意力和有助于记忆；播放视听教学片，要保证录像带、光碟、音响和播放器的质量，以每次 20 ~ 30 分钟为宜。

（八）其他健康教育方式

健康教育除了以上教育方式外，还可采用其他多种方式。如计算机辅助教学，利用广播、电视、报纸、书刊、小册子等大众传播媒体介绍预防保健的知识，各种社会团体及民间组织进行健康教育和健康促进活动。护士在健康教育中，可通过 1 种或者多种方法综合利用，对服务对象实施健康教育，以达到促进全民健康的目的。

健康教育对提高人民健康素养，实现初级卫生保健，促进国家的卫生事业发展具有重要意义。它是一项需要各级组织、政府、医务人员、全民共同参与的系统工程。健康教育是一门技术，更是一门科学，需要在实践中不断地研究、发展和完善。

⋯ 本章小结

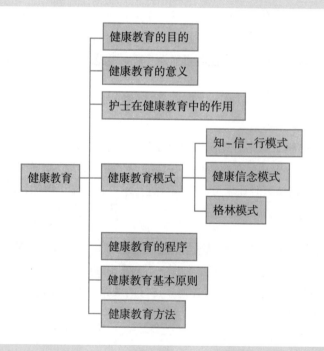

📝 思考题

1. 影响个人信念的因素有哪些？知－信－行模式能解释吸毒戒断难度大的原因吗？

2. 用合理行为理论和计划行为理论分析艾滋病预防行为在哪些情境下不完全由个人意志所控制。

3. 护士在健康教育中发挥什么作用？如何开展健康教育？

第八章

文化与护理

>

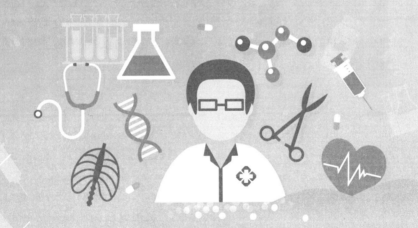

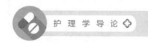

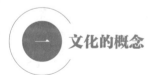 **学习目的**

学习了本章后，能结合临床案例，从不同角度评估患者的文化背景和需求，提供有针对性的护理措施，提高护理质量。

学习要点

1.掌握文化、文化休克的概念，导致文化休克的原因，预防文化休克的措施。
2.熟悉文化休克的过程及各期的特点。
3.了解跨文化护理的理论以及在护理程序中的应用。

案例导学

张某，女，21岁，祖籍在广州，出生在美国，可用简单的普通话交流，今年随父母回中国居住，在最初的新鲜感过后，张某表现失落，神情抑郁，不愿和人交流，喜欢独处，不爱参加户外活动。

请问：

1.张某发生了什么问题？处于哪个阶段？
2.该如何预防这类问题的发生？

随着社会多元化发展，护士在护理活动中会面对不同国度、不同民族、不同语言、不同宗教信仰的服务对象。由于医学模式的转变，护士要以人的健康为中心，在护理过程中要综合考虑服务对象的生理、心理、社会、精神和文化等方面的因素，全面而精准地了解服务对象的健康信息，为其制订个性化的护理计划，帮助其解决健康问题。因此，护士要了解不同文化背景患者的需求，理解患者的各种行为，提供适合服务对象文化背景的护理。

第一节 概　述

文化是一定历史、地域、经济、社会和政治的反映。人类的各种社会生活包括社会化、社会互动、社会群体、社会制度、社会变迁等都可以归结为文化现象。护士学习文化的相关概念和文化休克的相关内容有助于理解文化对服务对象健康的影响，理解服务对象的各种行为，预测服务对象的文化需求，促进服务对象的健康。

一　文化的概念

（一）文化

文化是一种社会现象，是人们长期创造形成的产物。同时，文化又是一种历史现象，是社会历史的积淀物。关于文化的定义有广义和狭义之分，但目前比较公认的文化的定义是：文化是在某一特定群体或社会的生活中形成的，并为其成员所共有的生存方式的总和，包括价值观、语言、知识、信仰、艺术、法律、风俗习惯、风尚、生活态度及行为准则，以及相应的物质表现形式。

（二）文化的特征

文化是一个内容丰富、形式多样的复杂概念，是人类社会特有的，是人类社会实践的产物，是相对于经济、政治而言的人类全部精神活动及其产品。文化具有以下特征。

1.精神性

这是文化最基本的特征。所谓精神性是指文化必须是与人类的精神活动有关的，与人类精神活动无关的物质就不能称之为文化，如山河湖泊、天体运行就不属于文化范畴。

2.社会性

文化具有强烈的社会性，它是人与人之间按一定的规律结成社会关系的产物，是人与人在联系的过程中产生的，是在共同认识、共同生产、互相评价、互相承认中产生的。没有人与人之间的关系就不会有文化。

3.集合性

这是指文化必须是在一定时期、一定范围内的许多人共同的精神活动、精神行为或它们的物化产品。它是由无数的个体组成的集合，任何个人都无法构成文化。

4.独特性

文化是构成一个民族、一个组织或一个群体的基本因素。这些民族、组织、群体的差异性就形成了不同的文化。因此，文化带有独特性，不可能有两个完全相同的文化存在于两个民族或组织和群体中。

5.一致性

这是指在一个民族、一个组织或一个群体中，文化有着相对一致的内容，即共同的精神活动、精神性行为和共同的精神物化产品。这种一定时期、一定范围内的相对一致性是构成一种文化的基础。正是有了这种一致性，各种文化才有了它们各自的内涵。

（三）文化的作用

文化的本质是观念形态，属于精神领域，但文化的作用并不限于观念形态、精神领域，人们的经济活动、制度设计、行为方式、日常生活都具有特定的文化内涵，体现着文化的作用。凡是有人的地方，文化都起着特殊的作用，发挥着独特的功能。

1.文化具有塑造人的社会性作用

个体通过学习和接受文化掌握生活技能，培养完善的自我观念、社会角色，传递社会文化。世界的历史进程和人类历史的全部文化并不完全被当时的社会形态所表现，也不可能完全由图书、博物馆、历史遗迹所保存，它们以文化的方式被个体保存和传承，个人则从整个人类历史和文化中汲取营养，塑造社会的人。人的社会性正是由于这种种文化因素交织的背景而呈现无限的本源生命力，没有人自身的历史成长，没有融入无限丰富的文化因素，就没有社会的人。

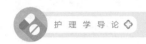

2.文化具有规范人的行为的作用

文化集合解释着一个社会的价值观和规范体系，如风俗、道德法律、价值观念等，使一个社会的行为规范更为系统化、规范化。各民族的文化在长期发展过程中，都形成了本民族不同的价值观念及是非标准。每个社会都会通过家庭启蒙、学校教育、社会示范、公众舆论等文化手段，将社会规范加之于个人，以实现文化的规范和约束作用。文化所代表的就是历史积淀下来的，并被特定社会、一定群体所共同认可、遵循的行为规范，它对个体的行为具有潜在的给定性和约束性。

3.文化具有凝聚社会力量的作用

作为价值体系和行为规范，文化提供着关于是与非、善与恶、美与丑、好与坏等社会标准，并可以通过社会教育而内化为个人的是非感、正义感、羞耻感、审美感、责任感等，从而提高人们的道德情操、认识水平和人生境界，凝聚社会力量。文化使社会形成一个整体，即文化的整合功能，社会上的各种文化机构都从不同侧面维持着社会的团结安定。

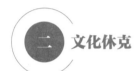
二 文化休克

"文化休克"的概念是美国著名人类学家奥博格（Oberg）借鉴生理学的概念于 1958 年首先提出的。他观察到很多脱离母语文化的人来到一种新的文化环境时常常会在心理上出现一段时间的不适反应，如抑郁、疑惑、暴躁，甚至恐惧、自闭等。因此，他将"文化休克"的概念界定为"由于失去了自己熟悉的社会交往信号或符号，对新环境下的社会符号不熟悉，而在心理上产生的深度焦虑症"。文化休克是人们对于另一种不熟悉的文化环境的心理反应。通俗地说，一个人从一地迁移到另一地，原来自己熟悉的一套符号、习俗、行为模式、社会关系、价值观念等被另一套新的自己不熟悉的符号、习俗、行为模式、社会关系、价值观念所替代，因而在心理上产生焦虑，在情绪上不安定，甚至沮丧。在严重的情况下，患者会产生各种心理和生理方面的疾病，甚至会患精神病或者自杀。

（一）文化休克的表现

1.焦虑

焦虑是指个体处于一种模糊的不适感中，是自主神经系统对非特异性的、未知的、威胁的一种反应。

（1）生理表现：坐立不安、失眠、疲乏、声音发颤、手颤抖、出汗、面部紧张、瞳孔散大、眼神接触差、尿频、恶心、呕吐，特别动作增加，如反复洗手、喝水、进食、抽烟等，心率增加、呼吸频率增加、血压升高。

（2）情感表现：自诉不安、缺乏自信、警惕性增强、忧虑、持续增加的无助感、悔恨、过度兴奋、容易激动、爱发脾气、哭泣、自责、谴责他人，常注意过去而不关心现在和未来，害怕出现意料不到的后果。

（3）认知表现：心神不定，注意力不能集中，对周围环境缺乏注意，健忘或思维中断。

2.恐惧

恐惧指个体处于一种被证实的、有明确来源的惧怕感中。文化休克时，恐惧的主要表现是躲避、注意力和控制缺陷。个体自诉心神不安、恐慌，有哭泣、警惕、逃避的行为，冲动性行为和提问次数增加，疲乏、失眠、出汗、晕厥、夜间噩梦、尿频、尿急、腹泻、口腔或咽喉部干燥，面部发红或苍白，呼吸短而促、血压升高等。

3.沮丧

由于对陌生的环境的不适应而产生的失望、悲伤等情感。

（1）生理表现：胃肠功能衰退，出现食欲减退、体重下降、便秘等问题。

（2）情感表现：忧愁、懊丧、哭泣、退缩、偏见或敌对。

4.绝望

绝望指个体认为没有选择或选择有限，万念俱灰，以致不能发挥主观能动性。文化休克时，绝望的主要表现是生理功能低下、表情淡漠、言语减少、感情冷漠、被动参加活动或拒绝参与活动，对以往的价值观失去评判能力。

（二）文化休克的原因

人类学家认为文化具有"文化中心主义"倾向。所谓文化中心主义是指各个国家、各个民族都常用自己的文化标准来衡量其他文化，并很自然地认为自己文化中的生活方式、信仰、价值观和行为规范等是优越的，而其他文化是低劣的。文化中心主义观念的主体在接触到异质文化时，就以本民族、本群体的文化模式当作标准来衡量和评价其他文化。"文化中心主义"倾向使得人们对新文化环境产生某种"不适"反应。文化差异往往影响人们跨文化的交际行为。

1.沟通交流障碍

沟通的发生通常会受到文化背景或某种情境的影响。不同的文化背景下，同样的内容可能会有不同的含义，脱离了文化背景来理解沟通的内容往往会产生误解。

2.日常生活活动差异

每一个人都有自己规律的日常生活。当一个人的文化环境改变时，其日常生活、生活习惯，如新环境中的住宿、交通工具、作息制度、工作环境等会发生变化，需要人们花费时间和精力去适应新环境的文化模式。在这种适应过程中，人们往往会产生受挫感，从而造成克服日常生活、改变困难而引起的文化休克。

3.孤独

在异域文化中，一个人丧失了自己在本文化环境中原有的社会角色，同时对新环境感到生疏，又与亲人或知心朋友分离或语言不通，孤独感便会油然而生，感到孤单无助，造成情绪不稳定，产生焦虑、恐惧等情绪，出现文化休克。

4.风俗习惯

不同文化背景的人都有不同的风俗习惯，一旦改变了文化环境，必须去适应新环境中的风俗习惯、风土人情。新环境中的饮食、服饰、居住、消费等生活方式、生活习惯可能与自身原有的文化环境不同，使得身处异乡的人难以适应，但又必须去了解和接受。

5.态度和信仰

态度是人们在一定的社会文化环境中，与他人长期相互作用而逐渐形成的对事物的评价和

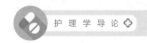

倾向；信仰是对某种主张或主义的极度信任，并以此作为自己行动的指南，并主要表现在宗教信仰上。受自身环境的文化模式影响，每个文化群体之间的态度、信仰、人生的价值和人的行为均不同。当一个人的文化环境突然改变，其长时期形成的母文化价值观与异域文化中的一些价值观产生冲突，造成其行为的无所适从。

（三）文化休克的过程

一个处于文化休克状态的人，往往怯于进行跨文化沟通，甚至丧失正常跨文化沟通的能力。据研究发现"文化休克"大体上有4个阶段：蜜月阶段、沮丧阶段、恢复调整阶段和适应阶段。文化休克的变化过程一般用"U"形曲线图来表示（图8-1）。

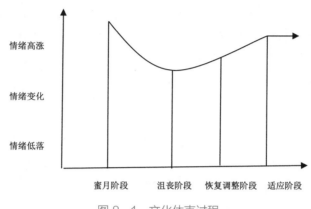

图8-1 文化休克过程

1.蜜月阶段

一个新的环境，使人产生新鲜感，所以心理上兴奋，情绪上高涨，这个阶段一般持续几个星期到半年的时间。在到其他国家以前，人们常常对异邦生活、工作充满美好的憧憬。来到异国文化环境中后，刚开始对所见所闻都感到新鲜，对所看到的人、景色、事物等一切都感到满意，处于乐观兴奋的"蜜月"阶段。

2.沮丧阶段

"蜜月"期过后，由于生活方式、习惯等方面与母文化不同，尤其是价值观的矛盾和冲突，在国外生活的兴奋感渐渐被失望、失落、烦恼和焦虑所代替。这个阶段一般持续几个星期到数月的时间。在这个阶段处于异邦文化中的"外乡人"由于文化的不同，加上人地两生、孤独少援和种种生活不便，原来被认为是规范良好的生活方式在异邦文化中频频碰壁，由于不了解当地文化和习惯被当地人嘲弄，此时很容易感到迷惑和挫折。

3.恢复调整阶段

在经历了一段时间的沮丧和迷茫之后，"外乡人"逐渐适应了新的生活，找到了应付新文化环境的办法，揭开了一些疑团，熟悉了本地人的语言以及食物、味道、声音等非语言，了解了当地的风俗习惯，理解了异国文化中不仅有缺点，也有优点。于是他们与当地人的接触多了起来，与一些人建立了友谊。

4.适应阶段

随着文化冲突问题的解决，"外乡人"能与本地人和谐共处，沮丧、烦恼、焦虑情绪消失，融入本地风俗习惯，适应新的文化环境。在此阶段，个体接受新环境中的文化模式，建立起符合新文化环境要求的价值观念、审美意识等评判标准，认为新环境和以往的旧环境一样令人舒适和满意，在新环境中有安全感，一旦需要再次离开新环境回到旧环境中，又会重新经历一次新的文化休克。例如，我国许多早年移居国外的移民都处于此阶段，如再重返故里，反而产生文化休克。

（四）文化休克的影响因素

1.语言因素

语言是人们交流的基石，通过语言可以表达思想、提出问题和要求、进行解释等。许多人在进入他乡异国后，语言功底达不到交流的程度，因而无法融入异国圈子，这使得他们感到不能被接纳，更加孤独。同时，刚刚进入其他国家，面临很多问题，需要更多的沟通、交流，而语言交流障碍，把他们遇到的各种问题相应地放大，造成更多的困惑和无助。

2.文化差异

文化差异是文化休克最广泛的影响因素，这一因素造成许多他乡人普遍的不适应。例如，欧美社会强调个人自由，鼓励个人发展，欣赏个人表现，而中国社会强调集体观念，注重集体利益，在集体生活中，一般不鼓励高调突出自己。这些文化差异都会让人感到疑惑和无所适从。

3.个人因素

每个人的成长环境不同，个人的性格、年龄等都是文化休克的影响因素。人的性格越外向，年龄越小，产生文化休克的概率越小，时间越短，反之亦然。如性格外向的人遇到困难时，倾向于向他人求助，且他人的态度对他们的情绪影响较少，学习、成长更快，更能融入他乡文化，而性格内向的人遇到困难则倾向于自己研究和解决问题，同时，对别人的态度较为敏感，不愿与他人交流，因此适应时间更长，更容易发生文化休克。

（五）文化休克的预防

1.预先了解新环境的基本状况

进入新环境前，通过各种途径了解、熟悉新环境的风俗习惯、价值取向、道德观念、地理环境、人文知识、办事程序等，能更快地适应新环境，避免文化冲突时产生强烈的文化休克。

2.针对新文化环境进行模拟训练

进入新环境之前，有针对性地进行生活方式以及生存技能的模拟训练。

3.主动接触新文化环境中的文化模式

在进入新环境之后，应尽快地接触和理解新的文化模式。当两种不同的文化发生冲突时，如果人们理解新环境中文化现象的主体，就会较快接受这一文化模式。打开社交圈子，踊跃参加有益的社会活动，开阔视野，学习如何处理人际关系。

4.寻找有力的支持系统

个体在新环境中要善于发掘和充分利用对自己有帮助的支持系统。正规的支持系统包括有关的政府组织或团体，非正式的支持系统包括亲属、朋友、宗教团体等。提高自己的跨文化沟通能力，妥善处理新环境中的人际关系，取得新环境中人群的认同和帮助，从而提高文化适应

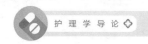

能力，减少文化休克的影响。

　　当然，文化休克并不是一种疾病，而是一个学习的过程，一种复杂的个体体验。在这个过程中，个体可能会产生不舒适甚至痛苦的感觉，可通过不同方式影响个体。因此，对将要或已经处在异域文化中的人来说，个体虽然无法改变社会环境，但自己可以努力做到文化调适。任何一次重大的文化转换都可能带来巨大的压力与焦虑，这种压力与焦虑是一种正常的社会适应。当一个人面临文化休克体验时，不仅需要具有个人的自尊、真诚与信心，更要保持健康的自我概念和重塑个人文化需求的美好愿望。从某种意义上说，即使是再严重的文化休克现象也称得上是一种新的文化体验。

第二节　多元文化护理

　　由于社会经济与科学技术的发展，促进了国与国、地区与地区、民族与民族之间的文化交流，形成多元文化社会，而护理的概念已不单纯表现在对护理对象身心的照顾和关怀，而是更广义地体现出为服务对象提供有文化特色的照顾和关怀。护理人员在护理活动中会遇到不同民族、不同国度、不同语言、不同宗教信仰的服务对象，这就要求护理人员在实际工作中不仅要有精湛的护理技术，更要了解护理对象的文化背景与差异，站在护理对象的角度进入他们的文化世界，提供适应个体文化背景需求的特殊性护理服务，进行多元文化护理。多元文化护理是指护士按照不同护理对象的文化背景采取不同的护理方式满足护理对象生理、心理、精神及社会文化等方面的护理需要。多元文化护理使护理更具人性特点，更有利于服务对象的健康。

 文化背景对健康的影响

（一）影响疾病的病因

　　文化中的价值观念、态度或生活方式，可以直接或间接地影响某些疾病的发生。我国是一个幅员辽阔的统一的多民族国家，由于社会、历史、交通、自然条件等因素的制约，不同地区经济、科技、医药等发展水平不同，疾病的发生原因也不尽相同。例如，喜嗜肉食者，心脑血管病患病率高；我国西北地区的人以豪饮为荣，酒精成瘾和慢性酒精中毒性精神障碍的发病率高于其他地区。

（二）影响疾病的临床表现

　　不同文化背景的服务对象对疾病的临床表现方式亦可不同。例如，个性长期受到压抑的人尽量减少与节制自己的欲望和行为，不锋芒毕露，不标新立异，出现心理问题时，往往不以心理症状表现，而是通过躯体症状来表现，并且否认自己的心理或情绪问题。例如，"头疼、头晕、失眠、精神不振"是这类人出现心理问题时最常见的求医主诉，其最明显的生理特点是感觉过敏和容易疲劳，而且常常自行使用索米痛片、复方阿司匹林、麻黄碱等药物作为消除疼痛的重要方法，继而出现药物滥用的现象。

（三）影响服务对象对疾病的反应

不同文化背景的服务对象，对同一疾病发展的不同阶段反应不尽相同。其中，性别、教育程度、家庭支持等文化背景都会影响服务对象对疾病的反应。例如，女性癌症患者比男性癌症患者反应更加积极，因为在中国文化背景下，女性是贤惠、宽容的形象，因此在遭受癌症打击时，女性情绪能比男性更加稳定，态度更加积极，更能承受痛苦和压力。教育程度也会影响服务对象对疾病的反应，通常情况下，教育程度高的患者更积极、主动地寻找疾病相关信息，了解疾病的原因、治疗和护理效果，而教育程度低的患者认为治疗和护理是医务人员的事，与己无关，当病情恶化时，容易抱怨医务人员，要求更换治疗方式，寻找民间偏方。

（四）影响服务对象的就医方式

文化背景会影响服务对象的就医方式。例如，我国某些少数民族信奉宗教，认为疾病是鬼神附身或被人诅咒，所以当遭遇疾病时，首先请宗教领袖或巫医"念经""驱鬼"，请求真主保佑，免除灾祸。另外，在中国传统文化背景下，中国人有"混合"或"综合"的习惯，就医方式往往是混合就医，例如，同时求助于几个医院，同时使用中药、西药、补药，同时采用药物治疗、气功治疗等。

二 护士在患者文化需求中的作用

在健康服务体系中，护士既是帮助患者减轻或克服文化休克的重要成员，也是帮助患者尽快适应医院文化环境的专业人员。随着护理理论体系的形成，护士的角色向复合角色发展，在多元文化护理中，护士的作用主要有以下5点。

（一）综合管理者

专业护士有责任管理及组织患者护理的全过程。在住院患者的护理过程中可采取多方面的护理措施，如饮食护理、心理护理、支持护理等综合方法，使患者尽快适应医院的文化环境。

（二）教育咨询者

患者在住院期间有获得有关疾病信息和知识的需求，护士应根据患者的文化背景（如接受能力、受教育程度等），有目的、有计划、有步骤地对患者进行健康教育。

（三）健康促进者

文化护理的目的之一是调动患者的主观能动性和潜在能力，配合患者的文化需求，调动患者的参与意识，使患者积极配合治疗和护理，采取健康促进的良好行为，对疾病的治疗和预后充满信心。

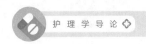

（四）心理疏导者

在文化护理过程中出现文化休克时，护士应该对患者进行理疏导，使其领悟、接受文化护理。

（五）整体协调者

实施文化护理时，不仅要考虑患者本人的情况，还要评估其家庭、社会背景，争取得到各方面的支持和帮助，注意协调护理过程中所涉及的各种人员之间的关系，帮助患者适应医院的文化环境，保证高质量的护理。

 三 多元文化护理策略

在护理活动中护理服务对象具有不同文化背景。当服务对象出现生理、心理或精神问题向护理人员寻求帮助时，护士要理解服务对象对健康、疾病的文化信仰和价值观念，不同民族，不同地域的人们都有自己独特的习惯、语言、家庭生活模式以及对疾病的应对方式，护理人员要结合他们的文化模式，做出全面的护理评估，提供个性化的整体服务。

（一）帮助服务对象尽快熟悉医院环境

通过入院介绍使服务对象尽快熟悉和了解医院、病区、病室的环境、设备、工作人员、医院的规章制度等医院的文化环境。

（二）尽量少用医学术语

在医院的环境中，医护人员使用的医学术语如医学诊断名称、化验检查报告、治疗和护理过程的简称等，可以造成服务对象与医护人员之间沟通交流的障碍。如备皮、灌肠、导尿、胃肠减压闭式引流、空肠造瘘、房缺、室缺、血气分析、胆囊造影等医学名词常使服务对象对自己疾病的诊断及检查的结果迷惑不解，感到恐慌，甚至产生误解，加重了服务对象的文化休克。因此，护士应尽量少用医学术语。

（三）掌握沟通技巧

护士应与患者建立良好的护患关系，取得服务对象的信赖与合作，了解沟通交流中的文化差异，使用语言和非语言沟通技巧，与患者建立良好的护患关系，帮助服务对象预防和减轻住院引起的文化休克。在沟通交流时，使用礼貌用语和正确的称呼，结合服务对象的文化背景与服务对象保持不同的距离。

（四）具备同理心

护士应理解服务对象的行为，不少服务对象由于受到文化观念的影响，对护士保持着双重态度，有着既依赖又不愿依从的复杂心理。服务对象既希望护士替自己解除困难，又不一定听从护士的意见和安排，护士应具备同理心，结合服务对象的文化背景，将心比心，感同身受，体察他人的内心世界，站在服务对象的角度，理解服务对象对待护士的态度和行为，满足服务对象的文化需求。

（五）提供适合服务对象的护理

1.理解护理服务对象的求医行为

首先了解服务对象对医院、医生、护士的看法与态度，结合服务对象对治疗和护理的期待进行护理。例如，有些服务对象因缺乏医学知识，认为只要舍得花钱吃药、治病即可，却轻视护理效果。但临床上有许多身心疾患单靠吃药往往不能完全解决健康问题，也改善不了服务对象情绪和人际关系。因此，护士应根据具体情况进行健康教育、辅导和指导，以取得服务对象的同意和合作。

2.明确服务对象对疾病的反应

护士在实施护理的过程中，应动态性地了解服务对象的健康问题，以及服务对象对健康问题的表达和申述方式。不同性别的人表现悲伤的方式不同，男人多保持沉默，妇女哭泣并需要别人安慰和支持。东方文化强调人与人、人与自然之间的和谐，当人们的心理挫折无法表露时，往往把它压抑下来，以"否认""合理化""投射"等防卫机制来应对，或以身体的不适如头疼、胃口不好、胸闷等作为求医的原因。但如果进一步地询问，大多数服务对象会描述自己的内心困扰、人际关系和文化冲突。此时护士不应直接指出服务对象存在的是心理问题而不是生理问题，以免触犯服务对象对心理疾病的否认。护理人员应能够通过对服务对象的临床护理与服务对象建立良好的护患关系，进一步明确服务对象的社会心理问题，制订相应的护理措施，与服务对象及其家属共同完成护理活动。

3.尊重服务对象的风俗习惯

首先在饮食方面充分尊重服务对象的风俗习惯。护士应注意不要触犯服务对象的特殊忌讳和民族习俗。此外，在病情观察、疼痛护理、临终护理、尸体料理和悲伤表达方式等方面要尊重服务对象的文化模式。

4.寻找支持系统

家庭是服务对象的一个重要的支持系统，因此护士应了解服务对象的家庭结构、家庭功能、亲子关系、教育方式等情况，利用家庭系统的力量预防文化休克。例如，在住院儿童的护理中，可充分利用父母的爱心和责任心，依靠他们帮助住院儿童克服孤独感，表达感情和困难，应对及解决问题。

5.注意价值观念的差异

不同民族和文化（亚文化）背景下，产生不同的生活方式、信仰、价值观念，护士应注意不同文化背景的服务对象价值观念的差异。例如，在道德观念上，中国人主张"孝道"，对住院的老年人往往照顾得无微不至。作为护士仍应顺应老年服务对象、服务对象家属的价值观念，满足他们的自尊心和愿望。

6.重视服务对象的心理体验和感受

不同文化背景的人对同一个问题有不同的解释模式，护士不能因为服务对象使用了与护士不同的文化模式来解释事情的发生及健康问题就认为服务对象荒唐、可笑，进而取笑服务对象，甚至认为服务对象不可理喻而不予理睬。例如，一个人身体不适，他认为是死亡的亲人的灵魂附身，此时护士要根据服务对象的年龄、知识结构等文化背景与服务对象沟通，了解服务对象的心理与行为。

本章小结

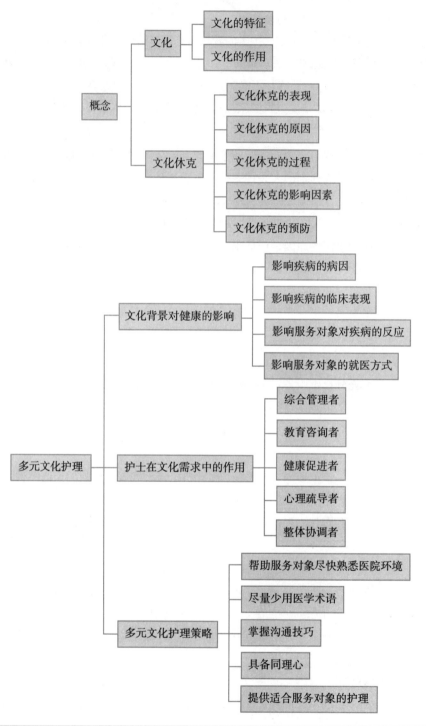

思考题

1.简述文化休克的概念。

2.作为护士该如何为来自不同文化背景的服务对象提供护理?

第九章

护理安全与护理职业防护

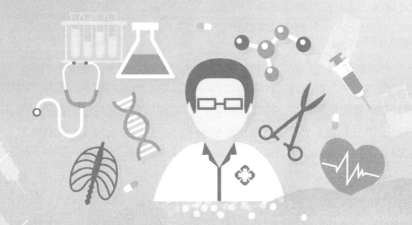

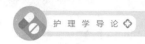

　　学习本章后，能阐述护理不良事件的分级，能做好护理职业防护，能说出职业损伤对人体的影响以及护理职业损伤的危险因素。

　　1.掌握护理不良事件分级，护理职业防护等概念。

　　2.掌握护理安全防护的原则。

　　3.熟悉常见护理职业损伤的防护。

　　4.熟悉职业损伤的有害因素及对人体的影响，护理安全的影响因素，护理职业损伤的危险因素。

　　5.了解护理安全防范和职业防护的意义。

　　患者憋喘入院，医生查体后口头告诉值班护士给患者用5%葡萄糖注射液加入喘定静脉滴注，护士执行。后来患者家属猛然想起患者有糖尿病没和医生说，当发现患者输入的是葡萄糖时，患者家属异常气愤，说输入葡萄糖加重了病情。此时医生拒不承认口头医嘱是他下的，护士背黑锅。患者告到医院，护士受处罚。

　　请问：

　　1.针对上述情况，你认为该患者出现不适反应与护士有没有直接关系？

　　2.你认为出现这类医患纠纷的原因有哪些？

　　3.你认为作为护士应如何避免此类情况？

　　医院是一个开放的场所，病原微生物、药物、放射线等不安全因素较为集中。护士在为患者提供护理服务的过程中，护患双方均可能受到一些不安全因素的影响。临床护理工作直接服务于患者，护士与患者的接触密切、连续、广泛，其工作具有连续性、动态性、直接性及具体性等特点，护理工作与患者安全、医疗质量密切相关。因此，护士需不断地强化其执业的安全防护意识，掌握并控制不安全因素，以保障患者和自身的健康与生命安全。

第一节　护 理 安 全

 护理安全概述

（一）护理职业安全相关概念

1.护理安全

护理安全指在实施护理的全过程中，患者不发生法律和法定的规章制度以外的心理、机体结构或功能上的损害、障碍、缺陷或死亡。

2.护理事故

护理事故指在护理工作中，由于护理人员的过失造成患者死亡、残疾、器官组织损伤、功能障碍及明显人身损害的其他后果。

（1）护理事故分级。护理事故分为4级，一级护理事故是造成患者死亡、重度残疾的。二级护理事故是造成患者中度残疾、器官组织损伤导致严重功能障碍的。三级护理事故是造成患者轻度残疾、器官组织损伤导致一般功能障碍的。四级护理事故是造成患者明显人身损害的其他后果的。

（2）评定标准。①护理人员工作不负责任，交接班不认真，观察病情不细致，病情变化发现不及时，以致失去抢救机会，造成严重不良后果。②不认真执行查对制度而打错针、发错药、输错血、输错液体；护理不周到，发生严重烫伤或Ⅲ期压疮，昏迷躁动患者或无陪伴的小儿坠床，造成严重不良后果。③对疑难问题，不请示汇报、主观臆断、擅自盲目处理，造成严重不良后果。④抢救器械、药品供应延误，供应过期的或灭菌不合格的药品器械、敷料，或未遵守无菌操作原则而发生感染，造成严重不良后果。⑤器械护士未严格清点手术敷料、器械，造成严重不良后果。⑥局部注射造成组织坏死，成人大于体表面积2%，儿童大于体表面积5%。

3.护理差错

护理差错指在护理工作中，因责任心不强，不严格执行规章制度或违反技术操作规程等原因，给患者造成精神及肉体的痛苦，或影响了医疗护理工作的正常进行，但未造成严重后果和构成事故者，分为一般护理差错和严重护理差错。

（1）一般护理差错。指在护理工作中，由于责任或技术原因发生的错误，未对患者造成影响，或对患者有轻度影响，但未造成不良后果。

评定标准：①错服、漏服重要药物或处理医嘱错误影响患者治疗，但无严重后果。②凡规定做皮试而未做皮试，用药后无不良反应者（青霉素例外）。③因护理不当，发生灼伤，或护理不到位发生婴儿臀部轻度糜烂，但在短期内治愈。④抱错婴儿在医院内纠正的，未引起纠纷。⑤误发或漏发各种治疗饮食，对病情有一定影响；手术患者应禁食而未禁食，以致延误手术时间。⑥手术室、换药室、人流室等发现过期器械包；器械包内遗漏主要的器械、敷料等，未造成后果。⑦静脉输入一般性液体渗出血管外，造成局部肿胀，但未造成感染者；静脉注射刺激性液体渗出血管外，但未造成局部组织坏死。⑧由于护理原因导致标本留取错误、影响检验结果。⑨因医疗设备器械故障，影响抢救工作，未造成不良后果和医疗纠纷。⑩护理文书书写内容不真实或提前书写或代签名等，未造成严重后果。⑪重复使用一次性物品，但未造成不良后果。⑫接错手术患者或记错手术时间，但未造成不良后果。

（2）严重护理差错。指在护理工作中，由于护理人员的失职行为或技术过失，给患者造成一定痛苦，延长治疗时间，但未造成严重后果和构成事故者。

评定标准。①对危重患者观察不仔细，发现问题不及时通知医师，延误治疗。②应用特殊药物如洋地黄、麻醉药、胰岛素等，因注射方法或剂量不正确使患者发生不良反应者。③输血不遵守规程操作造成血液浪费者。④查对不严以致输入变质或过期液体、异型血、未做皮试注射青霉素，未发生严重后果者。⑤危重患者、兴奋躁动患者、小儿等因管理不严或约束不当等

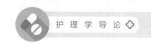

原因所致坠床，造成软组织挫伤，经治疗而无功能障碍者。⑥各种穿刺、活检、特殊化验标本取错、损坏或遗失，严重影响患者诊疗。⑦危重患者病情变化未及时发现，延误抢救时机。⑧延误或漏用抢救药品或治疗药品，如抗菌药物、脱水剂、强心剂、利尿剂、镇静剂、呼吸兴奋剂、各种血管活性药物、胆碱酯酶复活剂等。⑨对有心功能不全、严重脱水、各型休克、肺炎等危重患者未能按医嘱要求进行静脉推注药物和补充液体，影响疗效或引起不良后果者；静脉输液中液体渗入皮下，造成局部组织感染、坏死，已经治愈者。⑩因护理原因造成压疮；因不当热疗或保暖造成的灼伤达浅Ⅱ度或深度以上，短期治疗难以治愈。⑪分娩时婴儿牌挂错或出院时婴儿调错，后被纠正者；或婴儿性别写错引起纠纷。⑫由于护理原因将敷料、器械等遗留在手术患者创口或被检查器官内，发现后及时纠正无严重后果。⑬供应室、手术室各种器械包、物品清洗不彻底，消毒不严格，发放过期无菌包，未发生严重后果。

4.护理缺陷

护理缺陷指在临床工作中，虽然有某一环节的错误，但被发现后得到及时纠正，未发生在患者身上（如错医嘱，但未执行）的现象。

评定标准：①除外护理事故、护理差错评定标准。②参照护理缺陷概念评定。

（二）护理安全防范的意义

1.有利于提高护理质量

由于护理职业的特殊性，在工作中存在诸多不安全因素，这些因素直接或间接地影响着护理效果。护士安全与护理质量密切相关，且可综合反映护士的工作态度和技术水平，是衡量医疗护理系统状态和管理水平的重要标志，是高质量护理的基础和保障。因此，要分析和控制护理工作中的不安全因素、科学地规避护理风险，提高护士执业的安全性。

2.创造和谐医疗环境

提高护理安全能为护士创造一个和谐的职业环境，提高护理质量，预防护理差错事故，减少职业恐惧和疲惫感，提高护士职业满意度，同时护理安全也是衡量医院管理质量的标准之一。

3.保护护理人员的自身安全

护士不断强化安全意识，对职业行为中的安全隐患进行科学性的、有效的防护，可以减少护理差错事故，保护护士自身的职业安全、患者的人身安全及身心健康等合法权益，提升职业生命质量。

 护理安全的影响因素

（一）人员因素

1.患者因素

（1）感觉功能。良好的感觉功能是帮助人们了解周围环境，识别并判断自身行动安全性的必要条件。任意一种感觉障碍，均会妨碍个体识别周围环境中存在或潜在的危险因素，从而使其易受到伤害。

（2）年龄。年龄会影响个体对周围环境的感知和理解判断能力，因而也影响个体采取相应的自我保护行为。如新生儿与婴幼儿均需依赖他人的保护；儿童好奇心强，喜欢探索新事物，容易发生意外事件；老年人各种器官功能逐渐衰退，也容易受到伤害，更易发生意外跌倒事件。

（3）当前的健康状况。个体自身健康状况不佳，更容易发生意外和受到外界伤害。如中风等疾病可致个体身体虚弱、行动受限而发生跌伤；某些疾病严重时影响人的意识，使之失去自我保护能力而更易受伤；免疫功能低下者容易发生感染；焦虑或其他情绪障碍时，个体因注意力不集中而无法预警环境中的危险，也易发生伤害。

（4）认知程度。因患者认知程度不足，导致依从性降低，出现某些不遵医嘱的行为，如自行调节输液滴数、氧流量等，也会带来安全隐患。

2.医务人员因素

（1）人员素质。医务人员的素质包括思想政治素质、职业道德素质、心理素质、业务素质和身体素质等。护士是护理措施的主要执行者，但当护士专业素质未达到护理职业的要求时，就有可能因行为不当或过失，造成患者身心伤害。

（2）人力资源。充足的人员配备有利于及时满足患者的基本需求和病情监测，人力资源不足将会给患者安全带来很大隐患。

（二）物质因素

医院的各类器械、仪器、设备等，其质量、性能、数量等因素，均会影响护士在进行护理、治疗、抢救时的实效。如果器械、仪器、设备存在安全隐患，则会导致护理工作中的技术操作风险，影响护理安全。

（三）环境因素

医院的基础设施、设备性能及物品配置是否完善、规范合理，也是影响患者安全的因素。环境熟悉，布局合理，能使人较好地与他人进行交流和沟通，从而获得各种信息与帮助，增加安全感；反之，环境陌生、脏乱、布局不合理，易使人产生焦虑、害怕、恐惧等心理反应，因而缺乏安全感。

（四）诊疗因素

为帮助患者康复，针对患者病情而采取的一系列检查与治疗，是必要的医疗手段。但某些特殊的诊疗手段，在发挥协助诊断、治疗疾病及促进康复作用的同时，也可能会给患者带来一些不安全的因素，如各种侵入性的诊断检查与治疗、放射性的诊断检查和治疗、外科手术等均有造成皮肤损伤及潜在感染等风险。

（五）管理因素

护理管理制度不完善、护理监控力度不够、护士业务培训不足是造成护理安全问题的重要因素。护理管理者对护理工作中存在的潜在安全问题重视不足，导致护理管理制度不健全或不

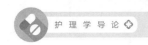

落实，对护士监管不足，忽视对护士业务能力的培养及护理人力资源的管理，使护理安全存在极大威胁。

 知识链接

国际护士会关于患者安全的声明

国际护士会相信，各国护士及其护士协会（护理学会）有责任：

- 将潜在的临床风险告知患者及其家属。
- 向卫生行政监管机构报告临床不良事件。
- 在健康服务的安全与品质的评估过程中担当积极的角色。
- 改良我们与患者及其他健康服务专业人员之间的沟通。
- 为充足的护理人员编制水平而游说。
- 支持增进患者安全的各种措施。
- 促进感染控制项目的严谨性、全面性和彻底性。
- 为了在最大程度上减少临床失误，呼吁标准化治疗政策与治疗方案的推广。
- 同药剂师、医师及其他相关专业组织进行协调，改良药品的包装和标示。
- 配合全国汇报系统，记录和分析临床不良事件，并从中吸取经验教训。
- 建立有关机制，例如，通过认证来确认和彰显可作为患者安全优良标准的健康服务提供者的个人特质。

三 护理安全的防范原则

（一）完善组织管理体系

医院应成立护理安全管理机构，实施三级护理安全管理，即医院护理安全管理委员会、护理部护理安全管理办公室、科室护理安全管理小组，分别承担具体的护理安全管理工作，形成由上至下、层层把关、闭环的护理安全体系。

（二）建立健全各项规章制度

1.健全管理制度

依照国家法律法规建立健全各项护理安全管理制度，如查对制度、患者分级管理制度、职业防护管理制度、消毒制度、隔离制度、医疗废物处理制度等，并要求严格遵守。

2.制定操作规程

根据国家行业标准，制定操作规程，如有创呼吸机操作使用规程、生物安全柜操作使用规程、预防针刺伤操作规程等。使护理操作有规程可依，有章可循，从而减少或避免护理不安全事件的发生。

（三）强化安全教育

1.加强护士护理安全教育

把护理安全教育纳入在校教育与在职教育中，并给予考核评定，使护士从思想上、行动上重视并树立预防为主的护理安全防范意识。

2.定期开展培训

定期开展与护理安全相关的法律法规培训，可开展多种培训形式，线上与线下相结合。聘请专业的法律顾问给予指导、案例讨论等。通过交流学习，增强法律意识，维护护患双方的合法权益。

3.加强护士专业技能培训

应每年制订理论及操作培训计划，并考核，要求人人参加。鼓励护士外出参加专科讲座与培训、自学提升学历等。医院科室有计划地培养专科护士，从而提高护理质量。

（四）优化环境安全

1.设置安全标识

医院各区域的建筑应设置科学、合理，利于患者行动。存在安全隐患的场所应有明显标识。如开水房应有防滑、防烫伤的标识。特殊科室应按照相关条例设置区域，如传染病房应按照《中华人民共和国传染病防治法》设计三区两通道，避免人员交叉感染。

2.定期体检和免疫接种

医院管理者应充分重视护士职业暴露的危害，创造安全健康的工作环境。重视护士的个人保障，定期对护理人员进行健康体检和免疫接种。

3.建立良好的护患关系

加强护患沟通，落实健康教育，建立良好的护患关系。和谐的人际关系环境有利于护患双方心理健康，避免心理－社会损伤的发生。

（五）制定护理安全应急预案

1.制定应急预案

各科室应制定科内专科疾病的应急预案，并定期进行应急预案演练。遇有应急事件发生时，护士能依据规范流程，操作娴熟，有效抢救。

2.预防为主

坚持以预防为主，关注重点环节，消除护理安全隐患，做到早识别、早处理，杜绝一切事故的发生。

🔗 知识链接

患者安全目标（2019版）细目

目标一　正确识别患者身份

目标二　确保用药和用血安全

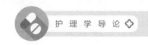
目标三　强化围手术期安全管理

目标四　预防和减少健康保健相关感染

目标五　加强医务人员之间有效沟通

目标六　防范与减少意外伤害

目标七　提升管路安全

目标八　鼓励患者及其家属参与患者安全

目标九　加强医学装备安全与警报管理

目标十　加强电子病历系统安全管理

（中国医院协会）

第二节　护理职业防护

护理工作环境是治疗与护理患者的场所，在为患者提供各项检查、治疗和护理的过程中，护士可能会受到各种各样职业性有害因素的伤害。因此，护士应具备对各种职业性有害因素的认识、处理及防范的基本知识和能力，以减少职业伤害，保护自身安全，维护自身健康。

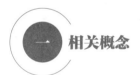

一　相关概念

（一）护理职业暴露的概念

护理职业暴露是指护士在从事诊疗、护理治疗活动过程中，接触有毒、有害物质或病原微生物，以及受到心理、社会等因素的影响而有可能损害健康或危及生命的一种状态。

（二）护理职业防护的概念

护理职业防护是指在护理工作中针对各种职业性有害因素采取相应有效措施，以保护护士免受护理职业暴露的损伤，或将所受伤害降至最低程度。

🔗 知识链接

美国护士职业防护

1981 年，世界首次报道了首例医护人员因职业暴露感染人类免疫缺陷病毒（HIV）。因此，医护人员的职业暴露及防护开始受到人们的普遍关注。20 世纪 80 年代中期，美国职业健康与安全管理局（Occupationaly and Health Administration，OSHA）先后制定了许多职业防护法规，如普及性防护、抗肿瘤药物使用法规等。1991 年美国职业健康与安全管理局制定法规要求对暴露于经血液传播性微生物的医务人员进行职业保护。1998 年美国召开了首届"护士健康与安全"国际大会。会议突出的口号就是"为了关爱患者，我们应首先关爱自己"。

2000年11月6日，美国总统克林顿签署了有关针头安全操作及危害的管理文件。2001年，美国通过了针刺安全及防护法案，从法律的高度保护医护人员的职业安全。另外，美国职业保健护士协会（American Association of Occupational Health for LTses，AAOHN）也致力于护士的职业安全与健康。美国疾病控制中心（Centers for Disease Control，CDC）要求所有医护人员在工作中，必须采取普及性防护措施。美国等国家已将职业安全防护教育和"普遍预防"策略纳入医学教育。

 职业损伤的危险因素

（一）生物性因素

生物性因素主要是指医务人员在从事规范的诊断、治疗、护理及检验等工作过程中，意外沾染、吸入或食入的病原微生物或含有病原微生物的污染物。生物性因素是影响护理职业安全最常见的职业性有害因素。护理工作环境中主要的生物性因素为细菌、病毒、支原体等。常见的致病菌广泛存在于患者的各种分泌物、排泄物及用过的衣物和器具中，通过呼吸道、消化道、血液及皮肤等途径感染护士。致病与否主要取决于病原微生物的侵袭力、毒素类型、浓度、侵入途径及护士的自身免疫力。护士因职业性损伤感染的疾病中，最常见、最危险的乙型肝炎、丙型肝炎及艾滋病均由病毒引起。

（二）化学性因素

化学性因素是指医务人员在从事规范的诊断、治疗、护理及检验等工作过程中，通过多种途径接触到的化学物质。在日常工作中，护士长期接触多种消毒剂、抗肿瘤化疗药物、麻醉废气及汞等，均可造成身体不同程度的损伤。

（三）物理性因素

在日常护理工作中，常见的物理性因素有锐器伤、负重伤、放射性损伤及温度性损伤等。

（四）心理—社会因素

目前，我国各级医院中护士数量与患者数量相比明显不足。随着医学模式和健康观念的转变，护理工作不再是单纯地执行医嘱，同时还承担着护理者、管理者、教育者、科研者及协调者等工作，护士常处于超负荷的工作状态。同时，由于人们观念的差异，使某些患者及其家属对护理工作存在偏见，致使护患关系紧张。护士在处理护患矛盾时，会产生紧张情绪。长期超负荷工作以及紧张的工作气氛，使护士容易发生机体疲劳性疾病，并容易产生心理疲惫，引发一系列心理健康问题。

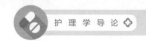

三 护理职业防护的管理

为了维护护士在执业过程中的职业安全，预防护理在执业过程中发生职业暴露风险，规范护士的职业安全防护工作行为，且在发生职业暴露后能够得到及时有效地处理，要依据和参照国家有关法律法规，充分做好护士职业防护安全管理工作。

（一）完善组织管理结构

护理职业安全组织管理分为三级管理，即医院职业安全管理委员会、职业安全管理办公室和科室职业安全管理小组，分别承担相应的职业安全管理工作。

1.建立健全规章制度，提高护理整体防护能力

（1）制定并健全完善各项职业安全规章制度。如职业暴露上报制度、处理程序、风险评估制度、消毒隔离制度、转诊制度、各种有害因素监测制度及医疗废弃物处理制度等。健全职业防护管理制度、认真遵守执行是保障护士职业安全的基本措施。

（2）规范各类操作行为。制定各种预防职业损伤的工作指南如生物性因素防护规程、有毒气体的管理和操作规程、预防锐器伤操作规程及预防化疗药物损伤操作规程等，完善操作规程，使护理职业防护工作有章可循、依法办事，从而减少各种职业暴露的机会。

（二）加强职业安全教育

1.做好护理岗前培训和定期在职培训与考核

如传染病疫情培训、中毒知识培训、自然灾害和意外事故知识培训及心理健康培训等，并把护理职业安全作为在校教育和毕业后教育的考核内容之一。

2.增强护士职业防护意识

应让护士充分认识到职业暴露的危害和职业防护的重要性。从思想上重视，丰富自己的专业知识和技能，以增强自我职业防护意识。要让护士认识到护理工作不仅仅是为患者提供安全、无差错的护理，还要在工作中保护自身免受伤害。

（三）改进护理防护设备

医院管理者应充分认识到职业暴露的危害性，为护理人员提供安全健康的工作环境以及完善的检测系统、医疗护理设备和职业防护措施，从而全方位为护士创造安全保障。

1.防护设备及用品

常用的防护设备设施，如层流手术室（安装麻醉废气排放管道）、生物安全柜及感应式洗手设施；隔离病房使用的鸭嘴式口罩、一次性隔离衣、防护服、无菌手套、手术鞋及手术帽；安全注射装置、安全型采血针、安全型留置针、一次性锐器回收盒等；手套、面罩、护目镜、鞋套等。

2.建立静脉药物配制中心

建立符合国际标准的配液中心，并配备经过严格培训考核的药剂师和护士，以保证临床用药的安全性和合理性，减少药物对护士的伤害。

（四）强化和推进标准预防

1.标准预防

标准预防是针对所有患者的预防性措施，认定所有患者的血液、体液、分泌物、排泄物、损伤的皮肤、黏膜和被这些物质污染的物品具有潜在感染而采取的标准水平消毒、隔离等预防措施。同时，还应根据疾病的传播途径采取空气、飞沫、接触隔离措施。

2.标准预防的内容

标准预防有 3 个基本内容。

（1）双向防护。双向防护即防止疾病从患者传至医护人员，又防止疾病从医护人员传至患者。

（2）隔离对象。隔离对象即将所有患者的血液、体液、分泌物、排泄物视为有传染性，需要隔离。

（3）隔离措施。隔离措施即根据传播途径，建立接触、空气、飞沫隔离措施，其重点是手卫生。

3.标准预防的具体措施

（1）手卫生，即洗手、手消毒和戴手套。

（2）正确使用口罩、防护镜和面罩。

（3）适时穿隔离衣、防护服和鞋套。

（4）污染的仪器和医疗设备的处理。

（5）急救场所出现需要复苏时，用简易气囊代替口对口人工呼吸。

（6）正确处理医疗废物。

（7）环境、物体表面的消毒灭菌。

（8）呼吸道卫生和咳嗽礼节。

（9）安全注射。

 四 常见护理职业损伤及预防措施

（一）生物性损伤

生物性因素主要是指医务人员在从事诊断、治疗、护理及检验等工作过程中，意外沾染、吸入或食入的病原微生物或含有病原微生物的污染物。细菌和病毒是护理工作环境中最常见的生物性因素。

生物性损伤的预防措施包括以下几个方面。

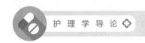

1. 手卫生

洗手的 5 个关键时刻：接触患者前；接触患者后；清洁、无菌操作前；接触患者血液、体液后；接触患者周围环境后。均应按 7 步洗手法进行手卫生洗手消毒。

2. 避免直接接触血液或体液

护士应按标准预防要求，实施职业性防护，防止接触患者血液、体液。常用的防护措施包括手套、口罩、护目镜及隔离衣等。

（1）戴手套。当护士在执行接触患者血液、体液或侵入性操作时，以及在处理被患者体液污染的物品时，均应戴手套操作。

（2）戴口罩、护目镜。在执行处理患者的血液、分泌物或体液有可能溅出的操作时，如行气管内插管、支气管镜检查或内镜等检查时，均应佩戴口罩和护目镜。

（3）穿隔离衣。在身体有可能被血液、体液、分泌物或排泄物污染，或进行特殊手术时应穿隔离衣。

（4）规范处理锐器。大多数锐器伤是可以预防的。因此，要严格按照操作规程处理针头、手术刀及安瓿等锐器。

（5）医疗废物及排泄物的处理。遵照《医疗废物管理条例》，医疗卫生机构废弃的麻醉、精神、放射性、毒性等药品及其相关废物的管理，依照有关法律、行政法规和国家有关规定、标准执行，医疗卫生机构应当及时收集本单位产生的医疗废物，并按照类别分置于防渗漏、防锐器穿透的专用包装器或者密闭的容器内。医疗废物专用包装物、容器应当有明显的警示标识和警示说明。

（二）锐器伤

锐器伤是常见的一种职业损伤，是导致护士发生血源性传播疾病最主要的因素。常见的锐器包括破损安瓿、破损试管、玻璃输液瓶、手术刀片、手术使用的缝合针等。造成锐器伤的原因有护理人员自身防护意识淡薄、护士技术不熟练和操作不规范、医院管理部门重视不够等。

锐器伤的预防措施包括以下几个方面。

1. 培养职业安全意识

应对新入职护理人员就预防锐器伤的重要性等进行安全意识培训。每年应培训护理人员进行正确、标准的安全工作流程，培训护理人员正确使用安全型护理用具和工具，以及血源性传播疾病的流行病学知识培训。

2. 建立锐器伤防护制度

强化与完善制度建设，建立各类锐器伤预防的专项培训、考核、评价制度。制定各类预防锐器伤发生和发生后管理机制与实施流程。

3. 创造安全环境

空间：操作台面应平展、宽敞，物品有序放置。

采光：各类穿刺操作的视野环境应保持光线充足、明亮、舒适。

物品备置：实施各类穿刺操作之前，应确保各种用具、工具、辅助用品在操作者可及范围，避免手持锐器远距离移动。

4.操作时取得患者理解与配合

应视所有患者均具有传染性，有经血源传播疾病的潜在风险，进行针刺操作时应采取标准预防措施。为有明确血源性传播疾病的患者执行各类穿刺操作时，宜戴双层手套。为不配合的患者做穿刺治疗时宜有他人协助。

5.选择合适安全的工具

宜选择带自动激活装置的安全型针具，宜使用无针输液接头，建议使用带有保护套的针头、安全型采血针、带有尖峰保护器等安全装置的静脉输液器及有自动回缩功能的注射器等。宜建立静脉无针系统，如静脉留置导管宜使用无针连接。条件允许的情况下，手术中宜使用钝针。

6.规范操作

护理人员应严格执行各项穿刺操作规范和流程。手术中需传递锐器时，避免徒手传递，应将锐器置于防刺破的容器（如弯盘、托盘）中进行无接触式传递。各类穿刺针具使用过程中，如必须回套针帽，应使用辅助工具单手回套针帽。配备足量锐器回收容器，放置在护理人员操作可及区域。

7.医疗废物规范处理

各类穿刺针用后不可故意弯曲、折断、分离注射器针头。严禁针头回套针帽、徒手分离和二次分拣使用后的注射器和针头。操作者应立即将使用后的各类穿刺针放入锐器回收容器，防护标准按医疗废物处理。锐器回收容器应防刺破且防渗漏，尺寸以能容纳各种锐器为宜，并加盖管理。移出存放污染锐器的容器前应先评估，若有发生穿透或渗漏的可能，应将其放入第二层密闭、防穿刺、防渗漏的容器中。

8.建立信息管理

建立锐器伤预防信息管理系统，专人负责。建立防范锐器伤相关制度和工作流程的信息系统管理。建立发生锐器伤的登记、报告制度与流程，准确收集、分析数据信息。系统定期维护升级，保障信息发布的及时性、同步性和全面性。

9.督导与考核机制

各级管理部门应定期对各类穿刺相关操作流程进行考核。应将操作流程纳入主管部门质量管理内容并不断修订和完善。应对各类有关穿刺器具配置进行督导，针对操作流程考核结果进行评价修正。

（三）化疗药物损伤

化疗药物是一种治疗肿瘤的药物，可通过直接接触、呼吸道吸入及消化道摄入等途径，给经常接触它的护士带来一定的潜在危害。

预防化疗药物损伤措施包括以下几个方面。

1.设置独立空间

配制抗肿瘤药物的区域应为相对独立的空间。宜在Ⅱ级或Ⅲ级垂直层流生物安全柜内配制。其操作台面应覆以一次性防渗透性防护垫，以吸附溅出的药液，减少药液污染台面。

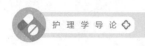

2.配备专业人员

化疗药物配制室内配备人员应是经过药学基础、化疗药物操作规程及废弃物处理等专门培训并通过考核的护士。化疗护士应定期检查肝肾功能、血常规等，并实行轮岗制。妊娠期及哺乳期护士避免直接接触化疗药物。

3.配备专业装备

配药时操作者应戴双层手套（内层为PVC手套，外层为乳胶手套）、一次性口罩；穿防水、无絮状物材料制成、前部完全封闭的隔离衣；佩戴护目镜；配药操作台面应垫以防渗透吸水垫，污染或操作结束时应及时更换。

4.医疗废物分类处置

所有抗肿瘤药物污染物品应丢弃在有毒性药物标识的容器中。接触过化疗药物的一次性用品如注射器、输液器、针头、废弃安瓿及药瓶等，使用后必须放置在防刺破、无渗漏的专用容器中封闭处理。所有的污物（包括用过的一次性防护衣、帽），必须经过焚烧处理；非一次性物品(如护目镜)应与其他物品分开放置，并经过冲洗、浸泡、消毒处理；处理48小时内接受过化疗患者的分泌物、呕吐物、排泄物、血液时，必须穿隔离衣、戴手套；混有化学药物的污水，先在医院内的污水处理系统中灭活或破坏细胞毒性药物，再排入城市污水系统。

（四）负重伤

负重伤是指护士由于职业关系经常需要搬动重物，当身体负重过大或用力不合理时，所导致的肌肉、骨骼或关节的损伤。

负重伤的预防措施包括以下几个方面。

1.经常变换工作姿势

护士在工作中，应尽量避免长时间保持一种体位或姿势，要间断改变体位，双下肢轮流支撑身体重量，以缓解肌肉、关节及骨骼疲劳,减轻脊柱负荷。预防因下肢血液回流受阻而发生下肢静脉曲张。如手术室洗手护士及巡回护士可适时做踢腿或踏步动作、踝关节屈伸动作。

2.使用劳动保护用品

在工作中，护士可以佩戴腰围等保护用品以加强腰部的稳定性。腰椎间盘突出症急性期疼痛加重时坚持佩戴腰围，卧床休息时解下。穿弹力袜或捆绑弹力绷带，可以促进下肢血液回流，减轻或消除肢体沉重感和疲劳感。

3.提高预防保健意识

心理上要重视，同时要掌握推拿、按摩等保健方法。如捏下肢舒筋络通气血法、掌推通经络下肢散风寒法等。

4.养成良好的生活习惯

提倡卧硬板床休息，或者在木板床上放较硬的席梦思等弹性卧具；从事家务劳动时,注意避免长时间弯腰活动或尽量减少弯腰次数；减少持重物的时间及重量，提取重物时，利用杠杆作用，把物体均分两部分由两手拿，预防负重伤的发生；注意休息，劳逸结合。

5.科学合理饮食

多食富含钙、铁、锌的食物,如牛奶、鸡蛋、菠菜、西红柿及骨头汤等;增加机体内蛋白质的摄入量,如多食用肉、蛋、鱼及豆制品等;多食富含B族维生素、维生素E的食物,如杂粮、花生及芝麻等。

6.加强腰部锻炼

加强腰部锻炼是预防负重伤的重要措施,如广播体操、太极拳、五禽戏、慢跑、瑜伽、游泳等。锻炼能提高机体免疫力和肌肉柔韧性,增加骨关节活动度,防止发生负重伤。

本章小结

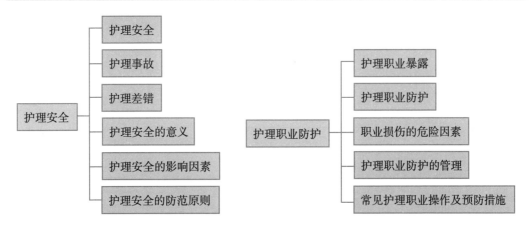

思考题

1.王护士,21岁,在呼吸内科病房工作。某天在给一位乙型肝炎患者采血时,不慎被污染的针头扎伤手指。

请问:

(1)王护士应立即采取哪些紧急措施处理伤口?

(2)王护士还应该做哪些血清学检查和预防用药?

2.刘护士,26岁,在肿瘤科病房工作。某天在配制化疗药物时,因药瓶内压力过大,不慎将药物溅到面部和眼睛内。

请问:

(1)刘护士应立即采取哪些紧急措施处理化疗药物的暴露?

(2)护士在配制化疗药物时应采取哪些防护?

第十章

护理与法律

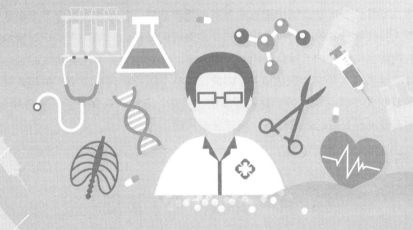

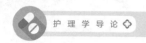

⊙ **学习目的**

　　学习了本章后，能根据实际案例分析医疗事故的分级；能说出护理工作中的法律问题；自觉守法，保护自己的合法权益。

⊙ **学习要点**

　　1.掌握法律的概念，特征及功能；医疗纠纷及医疗事故处理流程；护理立法的概念。
　　2.熟悉卫生违法行为及法律责任；护理立法的发展；护理立法的意义及内容。
　　3.了解医疗事故分级。

⊙ **案例导学**

　　祝某，女，因剖宫产后身体出现不适，经检查，发现腹腔内有异物，随后，行腹腔异物取出术。
　　请问：
　　1.该医疗事件属于医疗等级几级？
　　2.该事件触犯了医疗卫生法的哪项法律责任？

　　随着社会的全面发展和进步，医疗卫生行业的不断发展，法制的健全，医疗行业透明度也被逐步提高，人们对医疗行业的需求也不断增加。护理专业已成为一份独立的职业，已成为技能型紧缺人才，专科护士也是我国护理事业发展的重要趋势。护理成为医疗卫生事业的重要组成部分，护理人员接触患者的时间也是患者整个住院时间最长的，每一项治疗处置均需要护士参与，所有的药物也均通过护士操作使用到患者身上，即护士服务于患者从入院到出院整个治疗周期，与身心健康和人身安全息息相关。因此，在整个医疗护理活动中，护理人员同时也存在潜在的风险及相关法律问题，护士要做到知法、懂法、守法，在保证护理服务质量的同时，最大限度地维护患者和自身的合法权益，规避法律风险。

第一节　法律、卫生法规

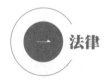 **法律**

（一）法律的概念

　　法律的概念具有狭义和广义之分，狭义的法律指国家立法机关依照立法程序制定的规范性文件。广义的法律除了国家立法机关制定的规范性文件之外，还包括国家行政机关制定的行政法规和地方国家权力机关制定的地方性法规。

（二）法律的特征

1.法律的规范性

法律规范不是针对某件事或某个人，而是一种行为准则与规范。法律范围在国家权力所及的范围具有约束力，对全体社会成员均有效，应全员遵守。

2.法律的国家意志性

法律是由国家制定或认可的行为规范，是一种特殊的社会规范，具有法律效力，体现国家的意志，具有国家意志性。

3.法律的公正性

法律由国家强制力保证实施，法律面前人人平等，执法者在执行中以事实为依据，以法律为基准。强制力是以国家固有的司法系统、武装力量为后盾，任何违法行为都将追究相关的法律责任，法律的义务不是倡议，而是强迫性的。

4.法律的程序性

法律是针对特定的行为而做出要求。人们运用法律时需要遵守一定的方式、方法或步骤。

5.法律的约束性

法律在国家权力管控范围内普遍有效，在使用范围内，对任何人都具有约束效力。

（三）法律的作用

法律的作用，是指法律对人与人之间所形成的社会关系所发生的一种影响，它表明了国家权力的运行和国家意志的实现，即法是社会关系的调节器。法的作用可以分为规范作用和社会作用。

1.规范作用

规范作用包括指引、评价、教育、预测及强制作用。指引作用指法律对个人行为的指导，指导个体能做出或不能做出某种行为；评价作用即法律作为尺度和标准对他人行为进行评价；教育作用即法律还具有某种特殊的教育功能，在调整人们行为时对一般人、受制裁人以及企图违法人起到潜在的影响、示范、威慑作用；预测作用是指人们根据法律可以预先估计到自己的行为及行为方式将产生怎样的法律后果；强制作用即对于违法者给予制裁、惩罚违法犯罪行为，法的强制行为不仅在于制裁违法犯罪行为，还在于预防违法犯罪行为。

2.社会作用

社会作用是指维护特定人群的社会关系和社会秩序，保障社会成员的基本权利和义务，建立并维持社会共同的生活和秩序，为国家机关和国家公职人员执行公务（即行使权力）的行为提供法律根据，并对他们滥用权力或不尽职责的行为实行制约。

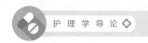

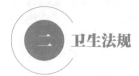 卫生法规

（一）卫生法的概念

卫生法是由国家制定或认可的，并由国家强制力保证实施，是有关食品安全、医疗卫生、医疗事故的处理、卫生防疫、药品器械管理、从业资格、突发性公共卫生事件的应急处理等方面的法律法规的总称。卫生法是我国法律体系的重要组成部分，属于特殊行政法。卫生法的表现形式既有国家立法机关正式颁布的规范性文件，也有单位卫生行政部门制订的各项规章制度及工作职责等。

（二）卫生违法行为及法律责任

卫生违法行为是指个人、组织违反法律、法规规定的行为，如做出了法律所禁止的行为或不做出法律所要求的行为。法律责任是指由于行为人的违法行为、违约行为或者发生了法律规定的法律事实而引起的行为人应当承担的法律后果。根据违法行为的性质、情节、动机和社会危害程度的不同，可分为刑事责任、民事责任、行政责任、国家赔偿和违宪责任等。

1.刑事责任

刑事责任指行为人因违反实施了卫生法律法规的行为，严重侵害了公民生命健康权益及触犯卫生法的相关条例，构成犯罪，依刑法应当承担的法律责任及后果。

2.民事责任

民事责任指医疗卫生机构及其工作人员或从事与卫生事业有关的机构违反了卫生法律规定，侵害了公民的生命健康权、财产权，依法应向受害人承担的以财产为主的损害赔偿的法律责任。民事责任属于法律责任的一种，是保障民事权利和民事义务实现的重要措施，是民事主体因违反民事义务所应承担的民事法律后果。根据《中华人民共和国民法总则》第一百七十九条规定，承担民事责任的方式主要有：停止侵害；排除妨碍；消除危险；返还财产；恢复原状；修理、重做、更换；继续履行；赔偿损失；支付违约金；消除影响、恢复名誉；赔礼道歉等。

3.行政责任

行政责任指医疗卫生机构及其工作人员或从事与卫生事业有关的企事业单位工作人员或公民，违反有关行政管理的法律、法规的规定，但尚未构成犯罪的行为所依法应当承担的法律后果。

行政责任有行政处分和行政处罚两种方式。行政处分是对国家工作人员及由国家机关委派到企事业单位任职的人员的行政违法行为，给予的一种制裁性处理。行政处分的种类包括警告、记过、降级、降职、撤职、留用察看、开除等。行政处罚是指国家行政机关及其他依法可以实施行政处罚权的组织，对违反行政法律、法规、规章，尚不构成犯罪的公民、法人及其他组织实施的一种制裁行为。行政处罚的种类有警告、罚款、没收违法所得及财务、责令停产或停业以及暂扣或吊销卫生许可证、生产许可证、营业执照等。

（三）医疗纠纷及医疗事故

1.医疗纠纷

医疗纠纷是指基于医疗行为，在医方（医疗机构）与患方（患者或者患者近亲属）之间产生的因对治疗方案与治疗结果有不同的认知而导致的纠纷等。

造成医疗纠纷的原因通常是由医疗过错和过失引起的。医疗过失是医务人员在诊疗护理过程中所存在的失误。医疗过错是指医务人员在诊疗护理等医疗活动中的过失。这些过错往往导致患者的不满意或造成对患者的伤害，从而引起医疗纠纷。有时，医方在医疗活动中并没有任何疏忽和失误，仅仅是由于患者单方面的不满意，也会引起纠纷。

2.医疗事故

医疗事故是指医疗机构的主要医务工作人员因违反医疗卫生管理法律、行政法规、部门规章和诊疗护理规范、常规，在接诊运输、登记检查、护理治疗诊疗等活动程序中，未尽到应有的措施和治疗水平或措施不当、治疗态度消极、延误时机、告知错误、误诊漏诊、弄虚作假、错误干预等不良行为，以致患者智力、身体发生了不应有的损害或延误了治疗时机造成了病情加重或死亡所产生的生命财产有额外损失的情况。

医疗事故的构成要件包括：医疗事故的主体是合法的医疗机构及其医务人员，发生在医疗活动中；医疗机构及其医务人员违反了医疗卫生管理法律、法规和诊疗护理规范、常规；医疗事故的直接行为人在诊疗护理中存在主观过失，即医务人员由于疏忽大意或违反操作规程，造成患者人身损害；患者存在人身损害后果，包括死亡、残疾、组织器官损伤而导致的功能障碍等；医疗行为与损害后果之间存在因果关系，这是判定是否属于医疗事故的一个重要方面。虽然在医疗过程中存在过失行为，但是并没有给患者造成损害；或者存在损害过失，但是医疗机构及医务人员并没有过失行为，即不能判定为医疗事故。

《医疗事故处理条例》规定有下列情形之一的，不属于医疗事故：在紧急情况下为抢救患者生命而采取的紧急医学措施而造成不良后果的；在医疗活动中由于患者病情异常或者患者自身体质特殊而发生的意外；在现有医疗技术条件下，发生无法预料或者不能防范的不良后果；无过错输血感染而造成的不良后果；因患者及患者家属原因而延误诊疗导致不良后果的；因不可抗力造成不良后果的。

（四）医疗事故分级

根据对患者人身造成的损害程度，将医疗事故分为4级。

1.一级医疗事故

根据造成患者死亡、重度残疾的，分为一级甲等和一级乙等。一级甲等是指直接导致患者死亡的。一级乙等是指医疗事故造成患者重要器官缺失或功能完全丧失，其他器官不能代偿，存在特殊医疗依赖，生活完全不能自理的，如植物人状态；极重度智能障碍；临床判定不能恢复的昏迷；临床判定自主呼吸功能完全丧失，不能恢复，靠呼吸机维持；四肢瘫痪，肌力0级，临床判定不能恢复。

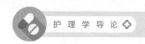

2.二级医疗事故

二级医疗事故指造成患者中度残疾、器官组织损伤导致严重功能障碍的，分为甲、乙、丙、丁四个等级。具体分级在《医疗事故分级标准（试行）》中有详细说明。

3.三级医疗事故

三级医疗事故指造成患者轻度残疾、器官组织损伤导致一般功能障碍的，分为甲、乙、丙、丁、戊五个等级。

4.四级医疗事故

四级医疗事故指造成患者明显人身损害的其他后果的医疗事故，如轻度面部色素沉着、拔除健康恒牙、组织内异物滞留等。

（五）医疗事故的处理

1.报告

医务人员在医疗活动中发现或发生医疗事故、或因医疗处置可能引起医疗过失行为或者对医疗处置有争议时，应立即向科室负责人报告，科室负责人核实之后，向本医疗机构医疗质量监控部门报告，医疗质量监控部门应立即进行调查、核实，并向患者及家属解释、通报。如发生重大医疗过失行为时，医疗机构应在 12 小时内向所在地卫生行政部门报告。

2.医疗文件封存

如患方有质疑医疗行为或要求封存病历时，所在医疗机构应按要求在医患双方确认的情况下将患者病历资料相关的医疗文件和现场实物进行封存。发生医疗事故争议时，死亡病例讨论记录、疑难病例讨论记录、上级医师查房记录、会诊意见、病程记录应当在医患双方在场的情况下封存和启封。封存的病历资料可以是复印件，由医疗机构保管。疑似输液、输血、注射、药物、器材等引起不良后果的，医患双方应当共同对现场实物进行封存和启封，封存的现场实物由医疗机构保管；需要检验的，应当由双方共同指定的、依法具有检验资格的检验机构进行检验；双方无法共同指定时，由卫生行政部门指定。患者死亡，医患双方当事人不能确定死因或者对死因有异议的，应在患者死亡后 48 小时内进行尸检；具备尸体冻存条件的，可以延长至 7 天。尸检应当经死者近亲属同意并签字。

3.技术鉴定

重大医疗过失行为的报告或者医疗事故争议当事人要求处理医疗事故的争议申请后，对需要进行医疗事故技术鉴定的，应当交由负责医疗事故技术鉴定工作的医学会组织鉴定；医患双方协商解决医疗事故争议，需要进行医疗事故技术鉴定的，由双方当事人共同委托负责医疗事故技术鉴定工作的医学会组织鉴定。

4.赔偿处罚

根据医疗事故等级、医疗过失行为在医疗事故损害后果中的责任程度和医疗事故损害后果与患者原有疾病状况之间的关系，由医疗行政部门给予相应的处罚及赔偿。

第二节 护理立法

护理法是国家规定或认可的关于护理人员的资格、权利、义务和行为规范的法律法规。护理法的制定受宪法制约、属强制性指令，对护理工作有约束、监督和指导作用，是医疗卫生法的组成部分。

护理立法的目的是维护护士的合法权益，规范护理行为，促进护理事业的发展，保障医疗安全和人体健康。

一 护理立法的发展

护理立法起始于 20 世纪初。世界上最早颁布护士法案的是新西兰。1901 年 9 月 12 日，新西兰议会正式通过护士注册法案。随后，护理立法在各国得到了不断的发展及完善。

新中国成立以来，我国先后发布了多种法律法规、规章和文件。

1993 年，卫生部颁布了《中华人民共和国护士管理办法》。

1995 年 6 月，首次举行全国护士执业考试。

2008 年 1 月 23 日，国务院公布了新的《中华人民共和国护士管理条例》。

2008 年 5 月 4 日，卫生部颁布了《护士执业注册管理办法》，同年 5 月 12 日起正式实施。

2010 年，卫生部、人力资源部和社会保障部颁布了《护士执业资格考试办法》。

二 护理立法的意义

1.使护理管理法制化

护理法的实施使上岗护士的基本素质得到保证，使护理活动有章可循、有法可依、违法必究。护理管理法制化保证了护理工作的稳定性和连续性，减少了护理差错事故的发生，提高了护理质量。

2.促进护理教育及护理学科的发展

护理法为护理专业人才的培养和护理活动的开展制定了法制化的规范及标准，使护理工作中有时难以分辨的正确与错误、合法与非法等，在法律的规范下得到统一，促进了护理专业向现代化、专业化、科学化、国际化、标准化的方向发展。

3.促进护理人员不断学习和接受培训

护理法规定的护士资格、注册、执业范围等，是不可变更的，以法律的手段促进护理人员不断学习和更新知识，从而促进护理专业的整体发展。

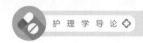
4.明确了护士的基本权益

通过护理立法，护理人员的地位、作用和职责范围有了明确的法律依据，使护理人员在从事正常护理工作的权利、履行自己的法定职责等方面，最大限度地受到法律的保护，增强了护理人员对护理专业的使命感和安全感。

5.有利于维护服务对象的正当权益

对违反护理准则的行为，患者可根据护理法追究护理人员的法律责任，从而最大限度地保护服务对象的合法权利。

 三 护理立法的种类

我国护理立法的种类包括以下 3 类。

（1）由国家主管部门通过立法机构制定的法律、法规。

（2）根据卫生法由各级政府或地方主管当局制定的法规。

（3）由各级政府授权各专业团体自行制定的规定、条例。

 四 护理法的基本内容

根据 1968 年国际护士委员会制定的《系统制定护理法规的参考指导大纲》规定，各国的护理法应包含总纲、护理教育、护士注册、护理服务四大基本内容。

1.总纲

总纲阐明护理法的法律地位、护理立法的基本目标、立法程序的规定，护理的定义、护理工作的宗旨与人类健康的关系及其社会价值等。

2.护理教育

护理教育包括教育种类、教育宗旨、专业设置、编制标准、审批程序、注册和取消注册的标准和程序等，也包括对要求入学的护生的条件、护校学制、课程设置乃至课时安排计划、考试程序以及护校一整套科学评估的规定等。

3.护士注册

护士注册包括有关注册种类、注册机构、本国或非本国护理人员申请注册的标准和程序，授予从事护理服务的资格或准予注册的标准等详细规定。

4.护理服务

护理服务包括护理人员的分类命名，各类护理人员的职责范围、权利义务、管理系统以及各项专业工作规范、各类护理人员应达标准的护理专业知识及相关医学类专业知识、临床实践能力及操作技术水平、护理服务职业素养、伦理学问题等，还包括对违反这些规定的护理人员进行处理的程序和标准等。

第三节 护理实践中的法律问题

一 护士的法律责任

随着法制化社会的推进，人们的医疗安全意识不断提高，作为护理人员，应知晓我国医疗卫生的相关法律、法规，遵守护士职责的法律范围，掌握护理工作程序，工作职责及操作标准。在护理执业中正确认知和及时发现可能存在的潜在的法律问题，避免法律纠纷的发生，依法维护自己和患者权益。

（一）临床护理工作中潜在的法律问题

1.执行医嘱

处理及执行医嘱是护理工作中最常接触到的法律问题，医嘱是医生根据患者的病情制订的诊疗计划，也是护士对患者实施治疗及处置的法律依据。因此，护士在执行医嘱时严格执行"三查七对"，医生下达医嘱后，也应当确定医嘱与患者疾病的相关性。在执行医嘱时，当患者对医嘱提出疑问，应仔细核对、确定无误后方可执行；原则上不执行口头和电话医嘱，但抢救时除外，抢救完毕及时补充书面医嘱或电脑医嘱，6小时内补充并说明；如果患者病情发生变化，应及时通知医生，可根据自己的专业知识及临床经验判断病情的发展趋势，与医生沟通是否暂停医嘱。

2.护理活动

护士在进行护理工作时，应时刻谨记自己的工作职责。超出自己的职能范围或未按照规范操作，使患者发生伤害，护士负有相应的法律责任。在护理工作中，护士长或主班护士在委托他人实施护理时，应确认受托人是否具有胜任该项工作的资格及能力，否则，因实施不当，产生的不良后果，委托人负有相应的法律责任。

3.护理记录

护理记录是非常重要的法律依据。护理记录是护士针对患者所进行的一系列护理活动的真实反映，既是医生观察诊疗效果、调整治疗方案的依据，也是衡量护理质量的重要资料。临床护理记录作为患者住院期间病历资料的重要组成部分，记录了患者住院期间接受治疗与护理的具体情形，有着不容忽视的作用，因此书写护理记录时，应客观、真实、准确、及时、完整，谁执行谁记录。护理记录必须保存完整，禁止涂改、丢失、外借、伪造等。

4.患者出、入院管理

医护人员没有任何权力拒绝患者入院。如患者或家属申请拒绝继续治疗时，由主治医生告知患者出院后可能发生的不良后果及相关注意事项，并签订拒绝治疗知情同意书。

5.毒麻醉药品及物品管理

毒麻药品是指列入毒麻药品目录内的药物，必须独立保管，放入保险箱内，双锁专人保管，

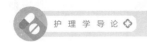

班班交接，使用后及时补充并登记。对于特殊的医疗设备、贵重物品、急救药品及设备，定期检查功能是否为完好，处于备用状态，并定点放置，定人管理，定期检查维修，定期检查消毒灭菌，无特殊情况，拒绝外借。

（二）护理工作中的违法行为

1.侵权

在护理工作中的侵权行为包括：侵犯患者的财产及人身权利、生命权、隐私权、名誉权和知情权等。在护理工作中未履行解释、告知和咨询等义务；在护理工作中无视或忽视患者的权益；在护理工作中应该作为而不作为；违反护理职业道德，违反慎独原则，漠视生命；工作粗疏不负责任，过于自信；违反有关的医疗护理规章制度和护理技术操作规程；使用患者的资料信息获取利润。

2.犯罪

犯罪是危害社会，触犯国家刑法，应当受到法律惩罚的行为。犯罪可分为故意犯罪和过失犯罪。一般情况下故意犯罪在护理工作中基本少见，而最常见的是过失犯罪，过失犯罪是应当预见自己的行为可能发生不良后果，却因疏忽大意而没有预见或已经预见但轻信能够避免，以致发生不良后果构成犯罪。

3.疏忽大意

疏忽大意在临床工作中常发生，多数是由于工作不专心、不慎独而发生的差错过失，如发错药、换错液体等，这种过失给患者带来一定的损失和不信任，未构成法律上的过失，属于失职，不构成犯罪。

4.收礼与受贿

患者在痊愈后，出院时对医护人员的感谢，赠送一些物品，如水果、特产、牛奶之类，不属于贿赂范畴。但如果出现医护人员主动向患者或家属示意并收取贵重物品或金钱之类，即触犯受贿罪、索贿罪。

（三）护生的法律责任

护生是正在学习的学生，尚未获得执业资格证，只能在专业教师或注册护士的指导下，对患者按照操作规范实施护理，如脱离督导、擅自行事造成了患者的损害，需要承担法律责任。如在执业护士督导下发生差错事故，除本人要负责任外，其所在的医院和带教护士也需要负法律责任。

（四）护理工作中的自我保护

1.强化法治观念

认真学习《医疗事故条例》《护士管理办法》《中华人民共和国刑法》《消毒管理办法》和《中华人民共和国传染病防治法》等其中与护理有关的内容，学法、懂法、守法，遵守规章制度，自觉用法律约束自己，维护法律的尊严，保护护患双方的合法权益。

2.尊重患者的合法权益

尊重患者的隐私权，遵守医疗保密制度，重视患者知情同意权、选择权、平等享受医疗护理权力和监督权。护士在做任何操作时，必须履行告知义务，在患者及家属知情的情况下进行，若患者对操作不理解或质疑时，应耐心解释，必要时由主治医生进行沟通，遵守患者的意见，必要时签署知情或拒绝执行同意书。

3. 严格遵守规章制度和技术操作规范

严格执行值班制度、交接班制度、分级护理制度、危重患者抢救制度、护理查房制度、医嘱执行制度、上报制度、手术患者查对制度、毒麻特殊药品管理制度以及服药、注射、输液、输血查对制度等，依法执业，持证上岗。规范护理行为，及时巡视病房，密切观察患者病情，切实落实分级护理内容；各类药品妥善保管，定位放置，定期检查效期，抢救药品、物品、仪器设备定期检查、维修，保持完好状态，用后及时登记、补充、消毒；限定口头医嘱的使用范围，对医嘱有疑问及时核对、确认，不可盲目执行。

4. 加强培训

提高业务技术水平，规范岗前培训，临床带教，考核合格后方可上岗。提高护士素质，加强理论学习和技能培训，提高整体技术水平。

5. 健全组织，强化管理

建立健全质量控制系统及三级质量控制制度，强化环节质量和终末质量控制，定期开展质量分析及安全隐患排查，及时整改、评价。严格执行护理缺陷及不良事件上报制度，同时积极采取补救措施，减轻或消除不良后果，必要时双方共同封存相关药品、器械、一次性医疗用品，保管好相关记录、检验报告，以备鉴定。护理部接到报告后，及时组织调查讨论，分析原因，进行定性、处理、整改。如不按规定上报或隐瞒者，发现后严肃处理。

6. 规范护理文书

护理文书是重要的法律依据，必须认真、客观、真实、及时、完整地填写，并坚持与医疗文件同步的原则，禁止涂改、删除、伪造、隐匿、销毁、丢失等，避免遗漏重要的症状和体征。

7. 增强防范意识，抓好关键环节

重点抓好以下几个关键环节：特殊患者，如急危重症、新入院、术前术后、大批伤员和社会知名人士等；关键护士，如实习护士、新上岗护士、情绪波动及科室质控护士等；关键时间，如周末、节假日、中班、晚夜班、交接班、检查治疗前后及下班前半小时；关键环节，如病情观察是否仔细认真，病情变化或患者不适时是否及时报告，及时给予处置，执行医嘱是否准确到位；关键地方，如治疗室、ICU、手术室等。通过控制这些环节去发现问题、解决问题，随时解决工作中的不足，及时纠正偏差，避免和杜绝护理缺陷及差错的发生，纠正事故的隐患。

法律是强化医院护理管理，使护理专业走向法制化、规范化、国际化、护理行业科学化发展的重要保证。护士除应具有高度责任心、慎独精神、良好的服务态度、过硬的基础护理操作水平及专科护理操作技能、敏锐的临床病情观察能力、预见性思维能力和紧急事件处理能力外，还应有自我学习能力，熟知相关医疗护理法律法规，认识护理工作中的法律问题，以法律为依据，严格要求自己，减少和杜绝临床护理工作中差错、事故的发生，维护好自身及患者的正当权益。

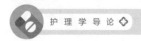

本章小结

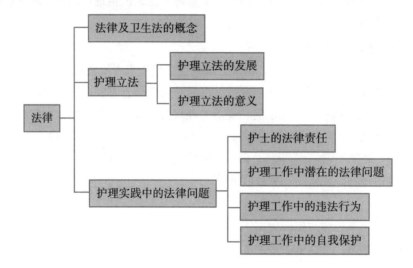

思考题

1. 医疗事故的构成要件包括哪些?
2. 哪些医疗处置的情况不构成医疗事故?
3. 如果发生了医疗事故应如何处理?
4. 护理工作中易存在哪些潜在的法律问题?
5. 护理工作中如何做好自我防护,防止差错事故发生?

参考文献

［1］ 李小妹.护理学导论［M］.4 版.北京：人民卫生出版社，2017.

［2］ 姜安丽.新编护理学基础［M］.北京：人民卫生出版社，2012.

［3］ 张凤萍.护理学导论［M］.北京：北京大学出版社，2013.

［4］ 周更苏.护理学导论［M］.武汉：华中科技大学出版社，2015.

［5］ 姜安丽.护理学导论［M］.上海：复旦大学出版社，2015.

［6］ 王虹.护理学导论［M］.郑州：郑州大学出版社，2018.

［7］ 熊蕊.护理学导论［M］.北京：人民卫生出版社，2014.

［8］ 李小妹.护理学导论［M］.3 版.北京：人民卫生出版社，2012.

［9］ 杨巧菊.护理学导论［M］.2 版.北京：人民卫生出版社，2016.

［10］ 熊蕊，孙璇.护理学导论［M］.北京：人民卫生出版社，2014.

附录

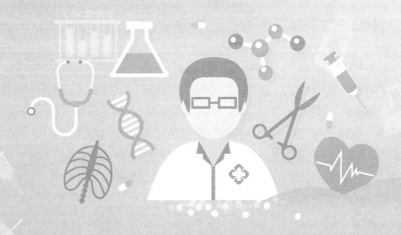

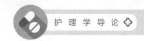

附录一　入院患者首次护理评估单

科别_____　床号_____　姓名_____　年龄_____岁　性别_____　住院号_____

文化程度：□文盲　□小学　□初中　□高中/中专　□大专　□本科及以上　□其他

入院时间：_____年_____月_____日_____时_____分　发病节气：_____

入院方式：□步行　□扶行　□轮椅　□平车　□担架　□其他

联系电话：_____

入院主诉：_____

中医门（急）诊诊断：_____

西医门（急）诊诊断：_____

过敏史：药物：无　□不详　□有　　食物：□无　□不详　□有　　其他：_____

家族史：□无　□有_____

饮酒史：□无　□偶尔　□经常/_____两/日　持续_____年

吸烟史：□无　□偶尔　□经常/_____支/日　持续_____年

是否生活在吸烟环境中：□是　□否

婚姻状况：□未婚　□已婚　□离异　□丧偶

入院介绍：□入院须知　□环境设施　□经管医护人员　□饮食　□安全管理制度

体温_____℃　脉搏_____次/分　呼吸_____次/分　血压_____毫米汞柱

体重_____千克　身高_____

意识：□清醒　□嗜睡　□意识　□模糊　□昏睡　□昏迷

脉象：□平脉　□浮脉　□沉脉　□迟脉　□数脉　□弦脉　□滑脉　□涩脉　□洪脉
　　　□细脉　□结代　□其他

面部表情：□正常　□淡漠　痛苦　□面容　□慢性病面容

精神状态：□良好　□抑郁　□焦虑　□幻觉　□妄想　□躁动

语言沟通：□正常　□言语不清　□言语困难　□失语　□普通话　□方言

视力：□正常　□下降　□失明（□左　□右）□其他_____

饮食：□正常　□异常/□流质　□半流质　□禁食　□鼻饲

嗜好：□无　□甜食　□咸食　□其他

营养：□正常　□中等　□恶病质

口腔黏膜：□完整　□破损　□活动性出血　□其他

食欲：□正常　□增加　□减低　□厌食　□恶心　□吞咽困难　□其他

睡眠：□正常　□难以入睡　□多梦易醒　□其他　辅助睡眠：□无　□有药物

自理程度：□自理　□需协助/□进食　□洗漱　□排泄　□完全依赖/□瘫痪　□畸形　□其他

活动：□自如　□受限/_____

体位：□自动体位　□强迫体位/□坐位　□半卧位

皮肤黏膜：颜色□正常　□苍白　□潮红　□黄染　□发绀

皮肤弹性：□正常　□破裂　□红斑　□薄如纸　□水肿

皮肤完整性：□完整　□皮疹　□出血点　□破损

疼痛：□无　□有＿＿＿＿＿＿＿＿

排便：□正常　□便秘 1 次/＿＿＿＿日　□腹泻　□失禁　□造瘘　□其他

排尿：□正常　□尿失禁　□尿潴留　□排尿困难　□留置尿管　□其他

生活自理能力：□完全自理　□部分自理　□完全不能自理

跌倒史：□无　□有

活动能力：□正常　□活动障碍　□偏瘫　□截瘫　□其他

辅助用具：□无　□拐杖　□轮椅　□助行器　□义肢　□其他

对自身疾病的认知：□了解　□不了解

住院费用：□医保　□合作医疗　□自费　□其他

管床医生＿＿＿＿＿＿＿＿＿＿＿＿＿＿＿　　　责任护士＿＿＿＿＿＿＿＿＿＿＿＿＿＿＿

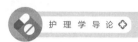

附录二　NANDA—I 234 项护理诊断一览表
（2015—2017）

领域 1：健康促进（health promotion）（12 项）

老年综合征（frail elderly syndrome）

有老年综合征的危险（risk for frail elderly syndrome）

健康管理无效（ineffective health management）

有健康管理改善的趋势（readiness for enhanced health management）

家庭健康管理无效（ineffective family health management）

不依从行为（noncompliance）

缺乏娱乐活动（deficient diversional activity）

久坐的生活方式（sedentary lifestyle）

缺乏社区保健（deficient community health）

有健康行为改善的趋势（risk-prone health hehavior）

健康维持无效（ineffective health maintenance）

防护无效（ineffective protection）

领域 2：营养（nutrition）（21 项）

肥胖（obesity）

超重（overweight）

有超重的危险（risk for overweight）

母乳喂养无效（ineffective breastfeeding）

母乳喂养中断（interrupted breastfeeding）

有母乳喂养改善的趋势（readiness for enhanced breastfeeding）

乳汁不足（insufficient breast milk）

无效性婴儿喂养形态（ineffective infant feeding pattern）

营养失调：低于机体需要量（imbalanced nutrition：less than body requirements）

有营养改善的趋势（readiness for enhanced nutrition）

吞咽障碍（impaired swallowing）

有血糖不稳定的危险（risk for unstable blood glucose level）

新生儿黄疸（neonatal jaundice）

有新生儿黄疸的危险（risk for neonatal jaundice）

有肝功能受损的危险（risk for impaired liver function）

有电解质失衡的危险（risk for electrolyte imbalance）

有体液平衡改善的趋势（readiness for enhanced fluid balance）

体液不足（deficient fluid volume）

有体液不足的危险（risk for deficient fluid volume）

体液过多（excess fluid volume）

有体液失衡的危险（risk for imbalanced fluid volume）

领域 3：排泄（elimination and exchange）（19 项）

慢性功能性便秘（chronic functional constipation）

有慢性功能性便秘的危险（risk for chronic functional constipation）

排尿障碍（impaired urinary elimination）

有排尿功能改善的趋势（readiness for enhanced urinary elimination）

功能性尿失禁（functional urinary incontinence）

溢出性尿失禁（overflow urinary incontinence）

反射性尿失禁（reflex urinary incontinence）

压力性尿失禁（stress urinary incontinence）

急迫性尿失禁（urge urinary incontinence）

有急迫性尿失禁的危险（risk for urge urinary incontinence）

尿潴留（urinary retention）

便秘（constipation）

有便秘的危险（risk for constipation）

感知性便秘（perceived constipation）

腹泻（diarrhea）

胃肠动力失调（dysfunctional gastrointestinal motility）

有胃肠动力失调的危险（risk for dysfunctional gastrointestinal motility）

排便失禁（bowel incontinence）

气体交换障碍（impaired gas exchange）

领域 4：活动/休息（activity/rest）（35 项）

坐起障碍（impaired sitting）

站立障碍（impaired standing）

有心输出量减少的危险（risk for decreased cardiac output）

有心血管功能受损的危险（risk for impaired cardiovascular function）

失眠（insomnia）

睡眠剥夺（sleep deprivation）

有睡眠改善的趋势（readiness for enhanced sleep）

睡眠形态紊乱（disturbed sleep pattern）

有失用综合征的危险（risk for disuse syndrome）

床上活动障碍（impaired bed mobility）

躯体活动障碍（impaired physical mobility）

借助轮椅活动障碍（impaired wheelchair mobility）

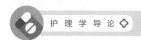

移动能力障碍（impaired transfer ability）

行走障碍（impaired walking）

疲乏（fatigue）

漫游状态（wandering）

活动无耐力（activity intolerance）

有活动无耐力的危险（risk for activity intolerance）

低效性呼吸形态（ineffective breathing pattern）

心排血量减少（decreased cardiac output）

有胃肠道灌注无效的危险（risk for ineffective gastrointestinal perfusion）

有肾脏灌注无效的危险（risk for ineffective renal perfusion）

自主呼吸障碍（impaired spontaneous ventilation）

有心脏组织灌注不足的危险（risk for decreased cardiac tissue perfusion）

有脑组织灌注无效的危险（risk for ineffective cerebral tissue perfusion）

外周组织灌注无效（ineffective peripheral tissue perfusion）

有外周组织灌注无效的危险（risk for ineffective peripheral tissue perfusion）

呼吸机依赖（dysfunctional ventilatory weaning response）

持家能力障碍（impaired home maintenance）

沐浴自理缺陷（bathing self-care deficit）

穿着自理缺陷（dressing self-care deficit）

进食自理缺陷（feeding self-care deficit）

如厕自理缺陷（toileting self-care deficit）

有自理能力改善的趋势（readiness for enhanced self-care）

自我忽视（self-neglect）

领域5：感知/认知（perception/cognition）（11项）

情绪控制失调（labile emotional control）

单侧身体忽视（unilateral neglect）

急性意识障碍（acute confusion）

有急性意识障碍的危险（risk for acute confusion）

慢性意识障碍（chronic confusion）

冲动控制无效（ineffective impulse control）

知识缺乏（deficient knowledge）

有知识增进的趋势（readiness for enhanced knowledge）

记忆功能障碍（impaired memory）

有沟通增进的趋势（readiness for enhanced communication）

语言沟通障碍（impaired verbal communication）

领域6：自我感知（self-perception）（11项）

有希望增强的趋势（readiness for enhanced hope）

无望感（hopelessness）

有个人尊严受损的危险（risk for compromised human dignity）

自我认同紊乱（disturbed personal identity）

有自我认同紊乱的危险（risk for disturbed personal identity）

有自控能力增强的趋势（readiness for enhanced self-control）

长期低自尊（chronic low self-esteem）

有长期低自尊的危险（risk for chronic low self-esteem）

有情境性低自尊的危险（risk for situational low self-esteem）

情境性低自尊（situational low self-esteem）

体像紊乱（disturbed body image）

领域 7：角色关系（role relationships）（15 项）

照顾者角色紧张（caregiver role strain）

有照顾者角色紧张的危险（risk for caregiver role strain）

养育功能障碍（impaired parenting）

有养育功能改善的趋势（readiness for enhanced parenting）

有养育功能障碍的危险（risk for impaired parenting）

有依附关系受损的危险（risk for impaired attachment）

家庭运作过程失常（dysfunctional family processes）

家庭运作过程改变（interrupted family processes）

有家庭运作过程改善的趋势（readiness for enhanced family processes）

关系无效（ineffective relationship）

有关系改善的趋势（readiness for enhanced relationship）

有关系无效的危险（risk for ineffective relationship）

父母角色冲突（parental role conflict）

无效性角色行为（ineffective role performance）

社会交往障碍（impaired social interaction）

领域 8：性（sexuality）（6 项）

性功能障碍（sexual dysfunction）

性生活形态无效（ineffective sexuality pattern）

生育进程无效（ineffective childbearing process）

有生育进程改善的趋势（readiness for enhanced childbearing process）

有生育进程无效的危险（risk for ineffective childbearing process）

有母体与胎儿双方受干扰的危险（risk for disturbed maternal-fetal dyad）

领域 9：应对/应激耐受性（coping/ stress tolerance）（37 项）

有社区应对增强的趋势（readiness for enhanced community coping）

情绪调控受损（impaired mood regulation）

有恢复能力障碍的危险（risk for impaired resilience）

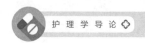

创伤后综合征（post-trauma syndrome）

有创伤后综合征的危险（risk for post-trauma syndrome）

强暴创伤综合征（rape-trauma syndrome）

迁移应激综合征（relocation stress syndrome）

有迁移应激综合征的危险（risk for relocation stress syndrome）

活动计划无效（ineffective activity planning）

有活动计划无效的危险（risk for ineffective activity planning）

焦虑（anxiety）

妥协性家庭应对（compromised family coping）

无能性家庭应对（disabled family coping）

防卫性应对（defensive coping）

应对无效（ineffective coping）

有应对增强的趋势（readiness for enhanced coping）

社区应对无效（ineffective community coping）

有家庭应对增强的趋势（readiness for enhanced family coping）

对死亡的焦虑（death anxiety）

无效性否认（ineffective denial）

恐惧（fear）

悲伤（grieving）

复杂性悲伤（complicated grieving）

有复杂性悲伤的危险（risk for complicated grieving）

有能力增强的趋势（readiness for enhanced power）

无能为力感（powerlessness）

有无能为力感的危险（risk for powerlessness）

恢复能力障碍（impaired resilience）

有恢复能力增强的趋势（readiness for enhanced resilience）

持续性悲伤（chronic sorrow）

压力负荷过重（stress overload）

颅内调适能力降低（decreased intracranial adaptive capacity）

自主反射失调（autonomic dysreflexia）

有自主反射失调的危险（risk for autonomic dysreflexia）

婴儿行为紊乱（disorganized infant behavior）

有婴儿行为调节改善的趋势（readiness for enhanced organized infant behavior）

有婴儿行为紊乱的危险（risk for disorganized infant behavior）

领域 10：生活准则（life principles）（12 项）

独立决策能力减弱（impaired emancipated decision-making）

有独立决策能力增强的趋势（readiness for enhanced emancipated decision-making）

有独立决策能力减弱的危险（risk for impaired emancipated decision-making）

有精神安适增进的趋势（readiness for enhanced spiritual well-being）

有决策能力增强的趋势（readiness for enhanced decision making）

抉择冲突（decisional conflict）

道德困扰（moral distress）

宗教信仰减弱（impaired religiosity）

有宗教信仰增强的趋势（readiness for enhanced religiosity）

有宗教信仰减弱的危险（risk for impaired religiosity）

精神困扰（spiritual distress）

有精神困扰的危险（risk for spiritual distress）

领域 11：安全/防护（safety/protection）（44 项）

有角膜受损的危险（risk for corneal injury）

有尿道损伤的危险（risk for urinary tract injury）

有口腔黏膜受损的危险（risk for impaired oral mucous membrane）

有压疮的危险（risk for pressure ulcer）

有组织完整性受损（risk for impaired tissue integrity）

有体温过低的危险（risk for hypothermia）

有手术期体温过低的危险（risk for perioperative hypothermia）

有感染的危险（risk for infection）

清理呼吸道无效（ineffective airway clearance）

有误吸的危险（risk for aspiration）

有出血的危险（risk for bleeding）

有干眼症的危险（risk for dry eye）

有跌倒的危险（risk for falls）

有受伤的危险（risk for injury）

有手术期体位性损伤的危险（risk for perioperative positioning injury）

有热损伤的危险（risk for thermal injury）

牙齿受损（impaired dentition）

口腔黏膜受损（impaired oral mucous membrane）

有外周神经血管功能障碍的危险（risk for peripheral neurovascular dysfunction）

有休克的危险（risk for shock）

皮肤完整性受损（impaired skin integrity）

有皮肤完整性受损的危险（risk for impaired skin integrity）

有婴儿猝死综合征的危险（risk for sudden infant death syndrome）

有窒息的危险（risk for suffocation）

术后康复迟缓（delayed surgical recovery）

组织完整性受损（impaired tissue integrity）

有外伤的危险（risk for trauma）

有血管损伤的危险（risk for vascular trauma）

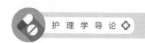

有对他人施行暴力的危险（risk for other-directed violence）

有对自己施行暴力的危险（risk for self-directed violence）

自残（self-mutilation）

有自残的危险（risk for self-mutilation）

有自杀的危险（risk for suicide）

受污染（contamination）

有受污染的危险（risk for contamination）

有中毒的危险（risk for poisoning）

有碘造影剂不良反应的危险（risk for adverse reaction to iodinated contrast media）

有过敏反应的危险（risk for allergy response）

乳胶过敏反应（latex allergy response）

有乳胶过敏反应的危险（risk for latex allergy response）

有体温失调的危险（risk for imbalanced body temperature）

体温过高（hyperthermia）

体温过低（hypothermia）

体温调节无效（ineffective thermoregulation）

领域 12：舒适（comfort）（9 项）

分娩疼痛（labor pain）

慢性疼痛综合征（chronic pain syndrome）

有孤独的危险（risk for ioneliness）

舒适度减弱（impaired comfort）

有舒适增进的趋势（readiness for enhanced comfort）

恶心（nausea）

急性疼痛（acute pain）

慢性疼痛（chronic pain）

社交孤立（social isolation）

领域 13：生长/发展（growth/development）（2 项）

有发育迟缓的危险（risk for delayed development）

有生长比例失调的危险（risk for disproportionate growth）

附录三　护理计划单

姓名：_____　　科别：_____　　床号：_____　　住院病历号：_____

开始		护理诊断/护理问题	护理目标	护理措施	效果评价	停止		护士签名
日期	时间					日期	时间	

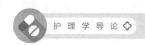
附录四　护士条例（2020年修订版）

第一章　总　　则

第一条　为了维护护士的合法权益，规范护理行为，促进护理事业发展，保障医疗安全和人体健康，制定本条例。

第二条　本条例所称护士，是指经执业注册取得护士执业证书，依照本条例规定从事护理活动，履行保护生命、减轻痛苦、增进健康职责的卫生技术人员。

第三条　护士人格尊严、人身安全不受侵犯。护士依法履行职责，受法律保护。

全社会应当尊重护士。

第四条　国务院有关部门、县级以上地方人民政府及其有关部门以及乡（镇）人民政府应当采取措施，改善护士的工作条件，保障护士待遇，加强护士队伍建设，促进护理事业健康发展。

国务院有关部门和县级以上地方人民政府应当采取措施，鼓励护士到农村、基层医疗卫生机构工作。

第五条　国务院卫生主管部门负责全国的护士监督管理工作。

县级以上地方人民政府卫生主管部门负责本行政区域的护士监督管理工作。

第六条　国务院有关部门对在护理工作中做出杰出贡献的护士，应当授予全国卫生系统先进工作者荣誉称号或者颁发白求恩奖章，受到表彰、奖励的护士享受省部级劳动模范、先进工作者待遇；对长期从事护理工作的护士应当颁发荣誉证书。具体办法由国务院有关部门制定。

县级以上地方人民政府及其有关部门对本行政区域内做出突出贡献的护士，按照省、自治区、直辖市人民政府的有关规定给予表彰、奖励。

第二章　执业注册

第七条　护士执业，应当经执业注册取得护士执业证书。

申请护士执业注册，应当具备下列条件：

（一）具有完全民事行为能力；

（二）在中等职业学校、高等学校完成国务院教育主管部门和国务院卫生主管部门规定的普通全日制3年以上的护理、助产专业课程学习，包括在教学、综合医院完成8个月以上护理临床实习，并取得相应学历证书；

（三）通过国务院卫生主管部门组织的护士执业资格考试；

（四）符合国务院卫生主管部门规定的健康标准。

护士执业注册申请，应当自通过护士执业资格考试之日起3年内提出；逾期提出申请的，除应当具备前款第（一）项、第（二）项和第（四）项规定条件外，还应当在符合国务院卫生主管部门规定条件的医疗卫生机构接受3个月临床护理培训并考核合格。

护士执业资格考试办法由国务院卫生主管部门会同国务院人事部门制定。

第八条　申请护士执业注册的，应当向批准设立拟执业医疗机构或者为该医疗机构备案的卫生主管部门提出申请。收到申请的卫生主管部门应当自收到申请之日起20个工作日内做出决定，对具备本条例规定条件的，准予注册，并发给护士执业证书；对不具备本条例规定条件的，不予注册，并书面说明理由。

护士执业注册有效期为5年。

第九条　护士在其执业注册有效期内变更执业地点的，应当向批准设立拟执业医疗机构或者为该医疗机构备案的卫生主管部门报告。收到报告的卫生主管部门应当自收到报告之日起7个工作日内为其办理变更手续。护士跨省、自治区、直辖市变更执业地点的，收到报告的卫生主管部门还应当向其原注册部门通报。

第十条　护士执业注册有效期届满需要继续执业的，应当在护士执业注册有效期届满前30日向批准设立执业医疗机构或者为该医疗机构备案的卫生主管部门申请延续注册。收到申请的卫生主管部门对具备本条例规定条件的，准予延续，延续执业注册有效期为5年；对不具备本条例规定条件的，不予延续，并书面说明理由。

护士有行政许可法规定的应予以注销执业注册情形的，原注册部门应当依照行政许可法的规定注销其执业注册。

第十一条　县级以上地方人民政府卫生主管部门应当建立本行政区域的护士执业良好记录和不良记录，并将该记录记入护士执业信息系统。

护士执业良好记录包括护士受到的表彰、奖励以及完成政府指令性任务的情况等内容。护士执业不良记录包括护士因违反本条例以及其他卫生管理法律、法规、规章或者诊疗技术规范的规定受到行政处罚、处分的情况等内容。

第三章　权利和义务

第十二条　护士执业，有按照国家有关规定获取工资报酬、享受福利待遇、参加社会保险的权利。任何单位或者个人不得克扣护士工资，降低或者取消护士福利等待遇。

第十三条　护士执业，有获得与其所从事的护理工作相适应的卫生防护、医疗保健服务的权利。从事直接接触有毒有害物质、有感染传染病危险工作的护士，有依照有关法律行政法规的规定接受职业健康监护的权利；患职业病的，有依照有关法律、行政法规的规定获得赔偿的权利。

第十四条　护士有按照国家有关规定获得与本人业务能力和学术水平相应的专业技术职务、职称的权利；有参加专业培训、从事学术研究和交流、参加行业协会和专业学术团体的权利。

第十五条　护士有获得疾病诊疗、护理相关信息的权利和其他与履行护理职责相关的权利，可以对医疗卫生机构和卫生主管部门的工作提出意见和建议。

第十六条　护士执业，应当遵守法律、法规、规章和诊疗技术规范的规定。

第十七条　护士在执业活动中，发现患者病情危急，应当立即通知医师；在紧急情况下为抢救垂危者生命，应当先行实施必要的紧急救护。

护士发现医嘱违反法律、法规、规章或者诊疗技术规范规定的，应当及时向开具医嘱的医师提出；必要时，应当向该医师所在科室的负责人或者医疗卫生机构负责医疗服务管理的人员

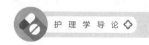

报告。

第十八条 护士应当尊重、关心、爱护患者，保护患者的隐私。

第十九条 护士有义务参与公共卫生和疾病预防控制工作。发生自然灾害、公共卫生事件等严重威胁公众生命健康的突发事件，护士应当服从县级以上人民政府卫生主管部门或者所在医疗卫生机构的安排，参加医疗救护。

第四章 医疗卫生机构的职责

第二十条 医疗卫生机构配备护士的数量不得低于国务院卫生主管部门规定的护士配备标准。

第二十一条 医疗卫生机构不得允许下列人员在本机构从事诊疗技术规范规定的护理活动：

（一）未取得护士执业证书的人员；

（二）未依照本条例第九条的规定办理执业地点变更手续的护士；

（三）护士执业注册有效期届满未延续执业注册的护士。

在教学、综合医院进行护理临床实习的人员应当在护士指导下开展有关工作。

第二十二条 医疗卫生机构应当为护士提供卫生防护用品，并采取有效的卫生防护措施和医疗保健措施。

第二十三条 医疗卫生机构应当执行国家有关工资、福利待遇等规定，按照国家有关规定为在本机构从事护理工作的护士足额缴纳社会保险费用，保障护士的合法权益。

对在艰苦边远地区工作，或者从事直接接触有毒有害物质、有感染传染病危险工作的护士，所在医疗卫生机构应当按照国家有关规定给予津贴。

第二十四条 医疗卫生机构应当制定、实施本机构护士在职培训计划，并保证护士接受培训。

护士培训应当注重新知识、新技术的应用；根据临床专科护理发展和专科护理岗位的需要，开展对护士的专科护理培训。

第二十五条 医疗卫生机构应当按照国务院卫生主管部门的规定，设置专门机构或者配备专（兼）职人员负责护理管理工作。

第二十六条 医疗卫生机构应当建立护士岗位责任制并进行监督检查。

护士因不履行职责或者违反职业道德受到投诉的，其所在医疗卫生机构应当进行调查。经查证属实的，医疗卫生机构应当对护士做出处理，并将调查处理情况告知投诉人。

第五章 法 律 责 任

第二十七条 卫生主管部门的工作人员未依照本条例规定履行职责，在护士监督管理工作中滥用职权、徇私舞弊，或者有其他失职、渎职行为的，依法给予处分；构成犯罪的，依法追究刑事责任。

第二十八条 医疗卫生机构有下列情形之一的，由县级以上地方人民政府卫生主管部门依据职责分工责令限期改正，给予警告；逾期不改正的，根据国务院卫生主管部门规定的护士配备标准和在医疗卫生机构合法执业的护士数量核减其诊疗科目，或者暂停其6个月以上1年以下执业活动；国家举办的医疗卫生机构有下列情形之一、情节严重的，还应当对负有责任的主管人员和其他直接责任人员依法给予处分：

（一）违反本条例规定，护士的配备数量低于国务院卫生主管部门规定的护士配备标准的；

（二）允许未取得护士执业证书的人员或者允许未依照本条例规定办理执业地点变更手续、延续执业注册有效期的护士在本机构从事诊疗技术规范规定的护理活动的。

第二十九条　医疗卫生机构有下列情形之一的，依照有关法律、行政法规的规定给予处罚；国家举办的医疗卫生机构有下列情形之一、情节严重的，还应当对负有责任的主管人员和其他直接责任人员依法给予处分：

（一）未执行国家有关工资、福利待遇等规定的；

（二）对在本机构从事护理工作的护士，未按照国家有关规定足额缴纳社会保险费用的；

（三）未为护士提供卫生防护用品，或者未采取有效的卫生防护措施、医疗保健措施的；

（四）对在艰苦边远地区工作，或者从事直接接触有毒有害物质、有感染传染病危险工作的护士，未按照国家有关规定给予津贴的。

第三十条　医疗卫生机构有下列情形之一的，由县级以上地方人民政府卫生主管部门依据职责分工责令限期改正，给予警告：

（一）未制定、实施本机构护士在职培训计划或者未保证护士接受培训的；

（二）未依照本条例规定履行护士管理职责的。

第三十一条　护士在执业活动中有下列情形之一的，由县级以上地方人民政府卫生主管部门依据职责分工责令改正，给予警告；情节严重的，暂停其6个月以上1年以下执业活动，直至由原发证部门吊销其护士执业证书：

（一）发现患者病情危急未立即通知医师的；

（二）发现医嘱违反法律、法规、规章或者诊疗技术规范的规定，未依照本条例第十七条的规定提出或者报告的；

（三）泄露患者隐私的；

（四）发生自然灾害、公共卫生事件等严重威胁公众生命健康的突发事件，不服从安排参加医疗救护的。

护士在执业活动中造成医疗事故的，依照医疗事故处理的有关规定承担法律责任。

第三十二条　护士被吊销执业证书的，自执业证书被吊销之日起2年内不得申请执业注册。

第三十三条　扰乱医疗秩序，阻碍护士依法开展执业活动，侮辱、威胁、殴打护士，或者有其他侵犯护士合法权益行为的，由公安机关依照治安管理处罚法的规定给予处罚；构成犯罪的，依法追究刑事责任。

第六章　附　则

第三十四条　本条例施行前按照国家有关规定已经取得护士执业证书或者护理专业技术职称、从事护理活动的人员，经执业地省、自治区、直辖市人民政府卫生主管部门审核合格，换领护士执业证书。

本条例施行前，尚未达到护士配备标准的医疗卫生机构，应当按照国务院卫生主管部门规定的实施步骤，自本条例施行之日起3年内达到护士配备标准。

第三十五条　本条例自2008年5月12日起施行。

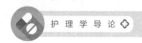

附录五　护士执业注册管理办法

第一条　为了规范护士执业注册管理,根据《护士条例》,制定本办法。

第二条　护士经执业注册取得《护士执业证书》后,方可按照注册的执业地点从事护理工作。

未经执业注册取得《护士执业证书》者,不得从事诊疗技术规范规定的护理活动。

第三条　卫生部负责全国护士执业注册监督管理工作。

省、自治区、直辖市人民政府卫生行政部门是护士执业注册的主管部门,负责本行政区域的护士执业注册管理工作。

第四条　省、自治区、直辖市人民政府卫生行政部门结合本行政区域的实际情况,制定护士执业注册工作的具体办法,并报卫生部备案。

第五条　申请护士执业注册,应当具备下列条件:

(一)具有完全民事行为能力;

(二)在中等职业学校、高等学校完成教育部和卫生部规定的普通全日制3年以上的护理、助产专业课程学习,包括在教学、综合医院完成8个月以上护理临床实习,并取得相应学历证书;

(三)通过卫生部组织的护士执业资格考试;

(四)符合本办法第六条规定的健康标准。

第六条　申请护士执业注册,应当符合下列健康标准:

(一)无精神病史;

(二)无色盲、色弱、双耳听力障碍;

(三)无影响履行护理职责的疾病、残疾或者功能障碍。

第七条　申请护士执业注册,应当提交下列材料:

(一)护士执业注册申请审核表;

(二)申请人身份证明;

(三)申请人学历证书及专业学习中的临床实习证明;

(四)护士执业资格考试成绩合格证明;

(五)省、自治区、直辖市人民政府卫生行政部门指定的医疗机构出具的申请人6个月内健康体检证明;

(六)医疗卫生机构拟聘用的相关材料。

第八条　卫生行政部门应当自受理申请之日起20个工作日内,对申请人提交的材料进行审核。审核合格的,准予注册,发给《护士执业证书》;对不符合规定条件的,不予注册,并书面说明理由。

《护士执业证书》上应当注明护士的姓名、性别、出生日期等个人信息及证书编号、注册日期和执业地点。

《护士执业证书》由卫生部统一印制。

第九条　护士执业注册申请，应当自通过护士执业资格考试之日起3年内提出；逾期提出申请的，除本办法第七条规定的材料外，还应当提交在省、自治区、直辖市人民政府卫生行政部门规定的教学、综合医院接受3个月临床护理培训并考核合格的证明。

第十条　护士执业注册有效期为5年。护士执业注册有效期届满需要继续执业的，应当在有效期届满前30日，向原注册部门申请延续注册。

第十一条　护士申请延续注册，应当提交下列材料：

（一）护士延续注册申请审核表；

（二）申请人的《护士执业证书》；

（三）省、自治区、直辖市人民政府卫生行政部门指定的医疗机构出具的申请人6个月内健康体检证明。

第十二条　注册部门自受理延续注册申请之日起20日内进行审核。审核合格的，予以延续注册。

第十三条　有下列情形之一的，不予延续注册：

（一）不符合本办法第六条规定的健康标准的；

（二）被处暂停执业活动处罚期限未满的。

第十四条　医疗卫生机构可以为本机构聘用的护士集体申请办理护士执业注册和延续注册。

第十五条　有下列情形之一的，拟在医疗卫生机构执业时，应当重新申请注册：

（一）注册有效期届满未延续注册的；

（二）受吊销《护士执业证书》处罚，自吊销之日起满2年的。

重新申请注册的，按照本办法第七条的规定提交材料；中断护理执业活动超过3年的，还应当提交在省、自治区、直辖市人民政府卫生行政部门规定的教学、综合医院接受3个月临床护理培训并考核合格的证明。

第十六条　护士在其执业注册有效期内变更执业地点等注册项目，应当办理变更注册。

但承担卫生行政部门交办或者批准的任务以及履行医疗卫生机构职责的护理活动，包括经医疗卫生机构批准的进修、学术交流等除外。

第十七条　护士在其执业注册有效期内变更执业地点的，应当向拟执业地注册主管部门报告，并提交下列材料：

（一）护士变更注册申请审核表；

（二）申请人的《护士执业证书》。

注册部门应当自受理之日起7个工作日内为其办理变更手续。

护士跨省、自治区、直辖市变更执业地点的，收到报告的注册部门还应当向其原执业地注册部门通报。

省、自治区、直辖市人民政府卫生行政部门应当通过护士执业注册信息系统，为护士变更注册提供便利。

第十八条　护士执业注册后有下列情形之一的，原注册部门办理注销执业注册：

（一）注册有效期届满未延续注册；

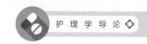

（二）受吊销《护士执业证书》处罚；

（三）护士死亡或者丧失民事行为能力。

第十九条　卫生行政部门实施护士执业注册，有下列情形之一的，由其上级卫生行政部门或者监察机关责令改正，对直接负责的主管人员或者其他直接责任人员依法给予行政处分：

（一）对不符合护士执业注册条件者准予护士执业注册的；

（二）对符合护士执业注册条件者不予护士执业注册的。

第二十条　护士执业注册申请人隐瞒有关情况或者提供虚假材料申请护士执业注册的，卫生行政部门不予受理或者不予护士执业注册，并给予警告；已经注册的，应当撤销注册。

第二十一条　在内地完成护理、助产专业学习的香港、澳门特别行政区及台湾地区人员，符合本办法第五条、第六条、第七条规定的，可以申请护士执业注册。

第二十二条　计划生育技术服务机构护士的执业注册管理适用本办法的规定。

第二十三条　本办法下列用语的含义：

教学医院，是指与中等职业学校、高等学校有承担护理临床实习任务的合同关系，并能够按照护理临床实习教学计划完成教学任务的医院。

综合医院，是指依照《医疗机构管理条例》《医疗机构基本标准》的规定，符合综合医院基本标准的医院。

第二十四条　本办法自 2008 年 5 月 12 日起施行。